看護ケアのための

摂食嚥下時の
誤嚥・咽頭残留
アセスメントに関する
診療ガイドライン

監修　公益社団法人 日本看護科学学会
編集　看護ケア開発・標準化委員会

南江堂

序　文

　公益社団法人 日本看護科学学会は，"Nursing Science" の構築と発展を基盤として国内外への社会貢献を行うことを使命としている．2017 年，当時の鎌倉やよい理事長が看護研究成果（エビデンス）を臨床実践に還元する仕組みづくりを構築し，それを所掌する委員会として看護ケア開発・標準化委員会を設立した．初代の委員長には真田弘美が着任し，2019 年から須釜淳子が委員長を引き継いだ．この委員会の主要な活動が，「看護ケアのための摂食嚥下時の誤嚥・咽頭残留アセスメントに関する診療ガイドライン」の作成であった．まず，当学会での診療ガイドラインの対象となるトピックスを検討した結果，基本的な療養生活の支援に焦点化する，つまり，人の生活の基本となる，**眠る，食べる，排泄するに関わる看護ケア**を標準化することとした．最初に喫緊の課題となっている高齢者の誤嚥に関わる摂食嚥下時の誤嚥・咽頭残留アセスメントに着手した．

　この診療ガイドラインは，日本医療研究開発機構（AMED）の Medical Arts の創成に関する研究（外科，がん，看護，リハビリ等の新たな医療技術やソフトウェアの開発）分野 1 医療技術開発に採択され，2016～2018 年度に実施された「アドバンストな看護技術を導入した在宅・介護施設療養者の摂食嚥下・排便を支える多職種連携システムの構築（研究開発代表者　真田弘美　東京大学教授）」の成果の一部を，対象となる人々や看護を実践する看護職者に還元する目的で作成されることが前理事会で承認された．AMED で開発された技術は，住み慣れた生活の場で，高齢者が最後まで自立して「食べること」を支えることを目標とした，超音波診断装置あるいは内視鏡を用いた看護アセスメント技術と，ICT（Information and Communication Technology）を用いた遠隔での医師の診断・治療の連携による在宅・介護施設–病院との多職種連携システムである．

　本診療ガイドラインは，「Minds 診療ガイドライン作成マニュアル 2017」に従い，**Part 1（摂食嚥下時の誤嚥・咽頭残留の基本的特徴）**，**Part 2（各 CQ の推奨文とシステマティックレビュー）**の二部構成となっている．「各 CQ の推奨文とシステマティックレビュー」の Part 2 は，摂食嚥下時の誤嚥・咽頭残留アセスメントに絞って，AMED で開発された技術と従来から行われていた身体診査技術やスクリーニングテストで構成されている．

　さらに，本診療ガイドライン作成は，研究者ネットワークの構築と若手研究者の育成も担っている．診療ガイドライン作成に重要なシステマティックレビュー作業において，当学会の若手会員を積極的に加え，レビュー論文の執筆・投稿支援も行ってきた．そして本診療ガイドライン作成のプロセスをモデルケースとして，既に，失禁や便秘のアセスメントなどの次の診療ガイドラインの作成が始まっている．

　診療ガイドラインの作成を通して，看護ケアの標準化が進み，そのエビデンスが現場で使われることにより，科学的な看護ケアが推進されるばかりでなく，新しい技術開発へと繋がり，看護研究がますます推進されることを願ってやまない．

最後に，日本看護科学学会で初の試みとなる診療ガイドライン作成にあたり，ご指導ご支援をいただいた，統括委員会，診療ガイドライン作成グループ，システマティックレビューチームの皆様のご貢献に感謝するとともに，日本看護科学学会 鎌倉やよい前理事長，理事，監事，公表前の段階で査読いただきご助言いただいた関連学会，関係各位，パブリックコメントに意見を寄せていただいた日本看護科学学会会員各位に改めて深謝申し上げる．

　そして何よりも本診療ガイドラインが今後の摂食嚥下ケアの発展に貢献できれば幸いである．

2021 年 3 月

公益社団法人 日本看護科学学会 理事長
前 看護ケア開発・標準化委員会 委員長

真田　弘美

看護ケア開発・標準化委員会 委員長

須釜　淳子

目　次

Part 1. 摂食嚥下時の誤嚥・咽頭残留の基本的特徴 ……………………………… 23

Part 2. 各 CQ の推奨文とシステマティックレビュー ……………………………… 41

診療ガイドライン概要

1. ガイドライン名

看護ケアのための摂食嚥下時の誤嚥・咽頭残留アセスメントに関する診療ガイドライン

2. 目的

本診療ガイドラインの目的は，成人の摂食嚥下時の誤嚥・咽頭残留のアセスメント及び看護ケアの選択方法・実施方法を示してこれを推奨することによって，早期に適切な摂食嚥下ケアを行い誤嚥性肺炎の発症を予防することである．

3. トピック

成人の摂食嚥下時の誤嚥・咽頭残留アセスメント

4. 想定される利用者

本診療ガイドラインの利用者は，病院，療養施設，在宅で医師，歯科医師，言語聴覚士など多職種と連携して摂食嚥下ケアを行う看護師を想定している．

5. 構成組織（図1）

「看護ケアのための摂食嚥下時の誤嚥・咽頭残留アセスメントに関する診療ガイドライン」作成の組織は，主体学会を公益社団法人 日本看護科学学会とし，主な3部組織を中心に構成された．
主な3部組織は，看護ケア開発・標準化委員会 統括委員会，診療ガイドライン作成グループ，診療ガイドライン作成システマティックレビューチームである．看護ケア開発・標準化委員会 統括委員会は，本診療ガイドライン作成のために2018年4月に結成され，看護技術開発，高齢者看護，在宅看護，摂食嚥下障害看護，リハビリテーション医学，医学教育，診療ガイドライン作成の各専門家で構成された．その後，診療ガイドライン作成グループが，本診療ガイドライン作成にあたり必要な専門知識を有する看護技術開発，高齢者看護，在宅看護，摂食嚥下障害看護，リハビリテーション医学，摂食嚥下障害診療専門の歯科領域，診療ガイドライン作成の専門家によって構成された．システマティックレビューチームは診療ガイドライン作成グループとは独立した組織とし，2018年5月に看護ケア開発・標準化委員会 統括委員会から選定条件をもとに推薦を受け，

主体：公益社団法人 日本看護科学学会

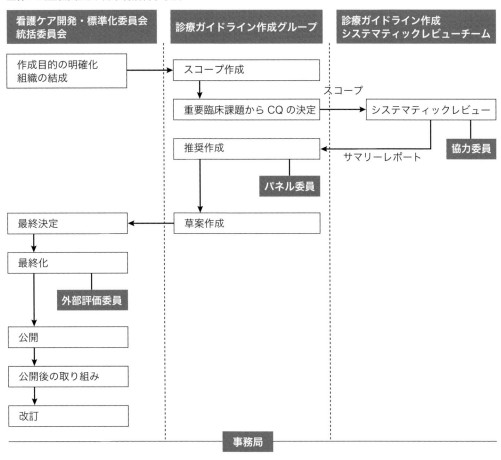

図1　診療ガイドライン作成の組織構成

CQ：クリニカルクエスチョン

任命されたメンバーで構成された．システマティックレビューチームメンバーの選定条件として，博士の学位を取得していること，筆頭著者として公開された原著論文が1本以上あることを原則とした．

　また，3部組織以外に，パネル委員，協力委員，事務局を任命した．パネル委員は，診療ガイドライン作成グループからリハビリテーション科の医師1名，歯科医師1名，看護師6名の計8名，診療ガイドライン作成グループメンバーでない者から摂食嚥下障害看護認定看護師1名，外部協力委員から摂食嚥下障害看護認定看護師1名，言語聴覚士1名とした．パネル委員は，2019年10月と2020年4月，診療ガイドライン作成過程の推奨決定の際に結成された．協力委員は，システマティックレビューの文献抽出に必要な専門性を有するヘルスサイエンス情報専門員上級の者とした．事務局は，診療ガイドライン作成に関わる全ての組織管理を務めた．

　これらの組織には，本学会会員でない者も含まれ，外部協力委員と称する．

　草案完成後，上記の構成組織から独立した有識者からの外部評価組織として，外部評価委員が選定された．老年・リハビリテーション・在宅・診療ガイドライン作成の専門領域の学術組織よ

り外部評価委員が選定された.

6. 組織の各構成メンバーと役割

　図1で示した診療ガイドライン作成組織の各構成メンバーについて，表に氏名，所属，所属の所在地，役割を記載した.

1) 看護ケア開発・標準化委員会 統括委員会（委員長を除き氏名五十音順）

氏名	所属	所在地	役割
須釜 淳子 （委員長）	藤田医科大学保健衛生学部 社会実装看護創成研究センター	愛知県豊明市	看護技術開発の専門家
石橋 みゆき	千葉大学大学院看護学研究科 先端実践看護学講座高齢社会実践看護学 教育研究分野	千葉県千葉市	高齢者看護の専門家
大田 えりか	聖路加国際大学大学院看護学研究科 国際看護学	東京都中央区	診療ガイドライン作成の専門家
鎌倉 やよい	日本赤十字豊田看護大学	愛知県豊田市	摂食嚥下障害看護の専門家
才藤 栄一*	藤田医科大学	愛知県豊明市	リハビリテーション医学の専門家
真田 弘美	東京大学大学院医学系研究科 老年看護学／創傷看護学分野	東京都文京区	高齢者看護の専門家
中山 健夫*	京都大学大学院社会健康医学系専攻 健康管理学講座健康情報学	京都府京都市	診療ガイドライン作成の専門家
野村 岳志*	東京女子医科大学集中治療科	東京都新宿区	医学教育，遠隔教育の専門家
山田 雅子	聖路加国際大学大学院看護学研究科 在宅看護学	東京都中央区	在宅看護の専門家

* 外部協力委員

2) 診療ガイドライン作成グループメンバー（リーダー，サブリーダーを除き氏名五十音順）

氏名	所属	所在地	役割
須釜 淳子 （リーダー）	藤田医科大学保健衛生学部 社会実装看護創成研究センター	愛知県豊明市	看護技術開発の専門家
仲上 豪二朗 （サブリーダー）	東京大学大学院医学系研究科 老年看護学／創傷看護学分野	東京都文京区	高齢者看護の専門家
大田 えりか	聖路加国際大学大学院看護学研究科 国際看護学	東京都中央区	診療ガイドライン作成の専門家
佐藤 直子	中央パートナーズ株式会社 東京ひかりナースステーション	東京都中央区	在宅看護の専門家
柴田 斉子*	藤田医科大学医学部 リハビリテーション医学I講座	愛知県豊明市	リハビリテーション医学の専門家
長谷 剛志*	公立能登総合病院歯科口腔外科	石川県七尾市	摂食嚥下障害診療を専門とする歯科医師
深田 順子	愛知県立大学看護学部	愛知県名古屋市	摂食嚥下障害看護の専門家
三鬼 達人	藤田医科大学病院看護部	愛知県豊明市	摂食嚥下障害看護認定看護師

* 外部協力委員

3) 診療ガイドライン作成システマティックレビューチームメンバー (氏名五十音順)

氏名	所属	所在地	担当クリニカルクエスチョン(CQ)
有田 弥棋子	大阪信愛学院短期大学 看護学科	大阪府茨木市	CQ 3, 4, 5, 9
浦井 珠恵	富山県立大学看護学部 基礎看護学講座	富山県富山市	CQ 3, 4, 5, 9
大川 洋平	東北大学大学院医学系研究科 行動医学分野	宮城県仙台市	CQ 8
北村 言	東京大学大学院医学系研究科 老年看護学／創傷看護学分野	東京都文京区	CQ 3, 4, 5, 9
臺 美佐子	藤田医科大学保健衛生学部 社会実装看護創成研究センター	愛知県豊明市	CQ 1, 6
高橋 聡明	東京大学大学院医学系研究科グローバルナーシングリサーチセンター ケアイノベーション創成部門	東京都文京区	CQ 2, 8, 10
玉井 奈緒	東京大学大学院医学系研究科 社会連携講座イメージング看護学	東京都文京区	CQ 2, 8, 10
飛田 伊都子	滋慶医療科学大学大学院 医療管理学研究科	大阪府大阪市	CQ 3, 4, 5, 9
野口 博史	大阪市立大学工学研究科 電子情報系専攻	大阪府大阪市	CQ 1, 7
松本 勝	東京大学大学院医学系研究科 社会連携講座イメージング看護学	東京都文京区	CQ 1, 7
三浦 由佳	東京大学大学院医学系研究科 社会連携講座イメージング看護学	東京都文京区	CQ 1, 6
向井 加奈恵	金沢大学医薬保健研究域 保健学系看護科学領域 臨床実践看護学講座	石川県金沢市	CQ 1, 6
麦田 裕子	東京大学大学院医学系研究科 老年看護学／創傷看護学分野	東京都文京区	CQ 2, 8, 10
吉田 美香子	東北大学大学院医学系研究科 ウイメンズヘルス・周産期看護学	宮城県仙台市	CQ 2, 8, 10

4) パネル委員 (氏名五十音順)

氏名	所属	所在地	役割
大田 えりか	聖路加国際大学大学院看護学研究科 国際看護学	東京都中央区	診療ガイドライン作成の専門家
倉智 雅子 *	国際医療福祉大学大学院保健医療学専攻 言語聴覚分野	千葉県成田市	言語聴覚士
佐藤 直子	中央パートナーズ株式会社 東京ひかりナースステーション	東京都中央区	在宅看護の専門家
柴田 斉子 *	藤田医科大学医学部 リハビリテーション医学Ⅰ講座	愛知県豊明市	リハビリテーション医学の専門家
白坂 誉子	デイサービスとらい・あす	千葉県佐倉市	摂食嚥下障害看護認定看護師
須釜 淳子	藤田医科大学保健衛生学部 社会実装看護創成研究センター	愛知県豊明市	看護技術開発の専門家
仲上 豪二朗	東京大学大学院医学系研究科 老年看護学／創傷看護学分野	東京都文京区	高齢者看護の専門家
長谷 剛志 *	公立能登総合病院歯科口腔外科	石川県七尾市	摂食嚥下障害診療を専門とする歯科医師
深田 順子	愛知県立大学看護学部	愛知県名古屋市	摂食嚥下障害看護の専門家
三鬼 達人	藤田医科大学病院看護部	愛知県豊明市	摂食嚥下障害看護認定看護師
山根 由起子 *	旭川医科大学大学院医学系研究科 在宅看護学	北海道旭川市	摂食嚥下障害看護認定看護師

* 外部協力委員

5）協力委員

氏名	所属	所在地	役割
鈴木 孝明 *	奈良県立医科大学附属図書館	奈良県橿原市	文献検索の専門家

＊外部協力委員

6）事務局

氏名	所属	所在地
臺 美佐子	藤田医科大学保健衛生学部 社会実装看護創成研究センター	愛知県豊明市

7）外部評価委員（氏名五十音順）

氏名	所属	所在地	専門性	推薦元の学術組織
板垣 卓美	群馬パース大学看護実践教育センター	群馬県高崎市	リハビリテーション看護学	日本リハビリテーション看護学会
海老原 覚	東邦大学大学院医学系研究科 リハビリテーション医学講座	東京都大田区	老年医学	日本老年医学会
岡田 晋吾	北美原クリニック	北海道函館市	在宅医療	日本在宅医療連合学会
武原 格	東京都リハビリテーション病院	東京都墨田区	摂食嚥下リハビリテーション	日本摂食嚥下リハビリテーション学会
田中 靖代	ナーシングホーム気の里	愛知県豊橋市	在宅看護	日本在宅看護学会
南郷 栄秀	社会福祉法人聖母会聖母病院総合診療科 / 日本コクランセンター・コクランジャパン	東京都新宿区	診療ガイドライン作成	日本コクランセンター・コクランジャパン
山田 律子	北海道医療大学看護福祉学部 看護学科	北海道石狩郡	老年看護	日本老年看護学会
渡辺 範雄	蘇生会総合病院 / 日本コクランセンター・コクランジャパン	京都府京都市	診療ガイドライン作成	日本コクランセンター・コクランジャパン

7．利益相反（Conflict of Interest：COI）

　検討された利益相反の種類：本診療ガイドラインの作成に関する経済的 COI，学術的 COI について申告した．

　潜在的な利益相反についての調査方法：日本看護科学学会の指針にて COI 申告を行った．ガイドライン公表時から遡って過去 3 年間の作成参加者ごとの利益相反状況を巻末の付表に示した．

　経済的 COI についての記載：役員・顧問職（100 万円以上），株の保有（利益 100 万円以上，全株式の 5％以上），特許権使用料など（100 万円以上），講演料など（50 万円以上），原稿料など（100 万円以上），企業・団体等からの研究費（200 万円以上），奨学寄附金（奨励寄附金），寄附講座（所属），その他報酬（10 万円以上），について申告を求めた．

　学術的 COI についての記載：本診療ガイドラインでは複数の分野，職種の専門家に診療ガイドライン作成グループまたはシステマティックレビューチームの構成員として参加を依頼し，個人

あるいは専門学会の専門性・意向・学問的発展・組織間の競争などの影響を排除するように努めつつ，作成を進めた．本診療ガイドラインに関連する診療ガイドライン及びそれに準ずるものにメンバーとして関わった場合について申告を求めた．

本診療ガイドライン作成に入る際に，作成委員に利益相反申告書の提出を求め，本診療ガイドラインの作成に影響を及ぼす利益相反はないことを確認した．ただし，システマティックレビューの対象文献の著者である場合（筆頭・共著を含む）については，システマティックレビューの担当ならびに該当するクリニカルクエスチョン（CQ）の推奨を決定する際のパネル会議からは除外した．また，年度を変えて利益相反申告書の提出を求め，変更があればその内容を確認した．

8. 診療ガイドライン作成方法

1）作成方針

摂食嚥下障害を有する療養者は病院，療養施設，在宅に存在する．摂食嚥下障害を有する療養者において特に問題となる障害が，食物が気管へと流入する誤嚥，そして咽頭部に貯留する咽頭残留である．これらは窒息や誤嚥性肺炎の要因となり，療養者の生命を脅かす．一方，安全性を過度に重視し経口摂取を制限してしまうことは，療養者の食べる楽しみの喪失をもたらし生活の質の低下に繋がる．本邦では，医師，歯科医師，看護師，言語聴覚士，理学療法士，作業療法士，介護士などの多職種連携によって，摂食嚥下時の誤嚥・咽頭残留を有する療養者が安全に口から食べることを支援するための摂食嚥下リハビリテーションが行われている．看護師は，日常生活のなかで摂食嚥下時の誤嚥・咽頭残留を有する療養者の食べる機能の維持，回復を支援することが求められる．食べる機能の維持，回復の支援のためには，病院，療養施設，在宅，といったどのような場面でも使用でき，医師をはじめ多職種と連携して行う摂食嚥下ケアの選択の指針となる診療ガイドラインが必要である．特に，在宅，施設の療養者は医師による嚥下造影検査（VF）や嚥下内視鏡検査（VE）を受ける機会が限られており，看護師は主治医やリハビリテーション科の専門医をはじめとした多職種と連携してアセスメントを行うことが求められる．さらに，近年，看護師が行う超音波診断装置を用いた誤嚥・咽頭残留の観察や，摂食嚥下障害看護認定看護師が行う内視鏡を用いた咽頭腔内の観察についても，研究や教育プログラムの普及が進んでおり，これらの機器を摂食嚥下ケアの選択にどのように用いていくか，標準化された指針が求められている．

このような背景のもと，「Minds 診療ガイドライン作成マニュアル 2017」に準拠して，研究のエビデンスとともに，益と害のバランス，患者の価値観など多面的な要因に基づいてケア選択の方針を判断する道筋を具体的に示す目的で，本診療ガイドラインを作成した．CQ は，実際の摂食嚥下ケア選択の場面で遭遇するような，判断に迷うもの，そして臨床アウトカムの改善が見込まれるものを設定した．推奨は，意思決定に関わる様々な立場のメンバーで構成されたパネル委員によって決定した．本診療ガイドラインは全体を通して中立性と透明性を確保しながら作成された．

なお，本診療ガイドラインは本邦における摂食嚥下時の誤嚥・咽頭残留を有する療養者への診療の流れを想定して記載しており，海外では VF や VE を主に行う職種が本邦と異なる場合もあるため，例として米国と欧州における VF と VE の実施状況について説明しておく．米国では，Speech Language Pathologist（SLP）が摂食嚥下時の誤嚥・咽頭残留のスクリーニングテスト，精査，評価を医師からの依頼を受けて行う．州により法律は異なるが，SLP が診断に関わる VF や VE を担当す

ることも多い．一方，欧州では，近年教育プログラムが開発されSLPもVEを担当するようになってきているが，これまでは本邦と同様に医師がVEを担当することが多かった．CQに対するシステマティックレビューは英文誌，和文誌ともに文献検索の対象としており，海外のエビデンスも広く含めたうえでの推奨を作成したが，診療ガイドライン活用の際は本邦と海外の医療体制の違いも念頭に入れておくことが必要である．

2）作成過程（図2）

　本診療ガイドラインは国際的に広く用いられている，The Grading of Recommendations Assessment, Development and Evaluation（GRADE）システムが提唱するエビデンスの強さの分類を採用している「Minds 診療ガイドライン作成マニュアル 2017」に準拠して作成された．

（1）作成組織編成

　日本看護科学学会が本診療ガイドライン作成目的を明確化した後，統括委員会を結成し，診療ガイドライン作成が開始された．「Minds 診療ガイドライン作成マニュアル 2017」に則り，2018年4月に診療ガイドライン作成グループの結成，事務局の設置がなされ，システマティックレビューチーム結成，協力委員の決定により診療ガイドライン作成組織の編成がなされた．

（2）スコープ作成

　スコープ作成は，統括委員会でスコープ全体の作成方針が決定された後，作成グループが疾患トピックス（摂食嚥下時の誤嚥・咽頭残留）の基本的特徴の整理，CQ候補を選定した．選定されたCQ候補は，統括委員会のスーパーバイズを受けて2018年10月に10のCQに絞り込まれた（付録参照）．アウトカムは，ガイドライン作成グループメンバーで3つの重要臨床課題ごとに臨床的に重要であると考えられたものをリストアップした．そして，臨床的重要度について1〜9点の9段階で各メンバーが採点し，その平均を算出し，5点以上をシステマティックレビューで取り上げるアウトカムとした．その絞り込まれた各CQに対して，システマティックレビューに関する事項が決定された．システマティックレビューに関する事項は，エビデンスの検索方法（エビデンスのタイプ，データベース，検索方法，検索対象期間），文献の選択基準及び除外基準，エビデンスの評価と結果の統合方法が該当する．これらを経て，スコープが決定された．摂食嚥下時の誤嚥・咽頭残留の基本的特徴，摂食嚥下ケア選択のアルゴリズムに続き，スコープの具体的内容として主な3事項（診療ガイドラインがカバーする内容に関する事項，システマティックレビューに関する事項，推奨作成から最終化・公開までに関する事項）を決定した．1事項目のガイドラインがカバーする内容に関する事項は，タイトル，目的，トピック，想定される利用者，既存ガイドラインとの関係，重要臨床課題，診療ガイドラインがカバーする範囲，CQリストが含まれる．2事項目のシステマティックレビューに関する事項は，レビュースケジュール，エビデンスの検索，文献の選択基準，除外基準，エビデンスの評価と結果の統合方法が含まれる．3事項目の推奨作成から最終化・公開までに関する事項では，推奨作成の基本方針，最終化，外部評価の具体的方法，公開の予定が含まれる．

（3）システマティックレビュー

　システマティックレビューチームメンバーが任命され，2018年5月から各CQのシステマティックレビューを依頼した．エビデンスの収集時，検索式の決定や文献検索に対してヘルスサイエンス情報専門員上級の協力を得て，スコープに基づくエビデンスの検索が実施された．一次スクリーニング，二次スクリーニングを経て，定性的システマティックレビューによるエビデンスの個別評価がなされ，これらをまとめてエビデンスの総体評価を行った．この結果に基づきシステマ

```
┌─────────────────────┐
│ 作成目的の明確化    │
└─────────────────────┘
          ↓
┌─────────────────────┐
│ 作成組織の編成      │
└─────────────────────┘
    ・統括委員会の結成
    ・診療ガイドライン作成グループの結成
    ・事務局の設置
    ・診療ガイドライン作成システマティックレビューチームの結成
    ・協力委員の決定
          ↓
┌─────────────────────┐
│ スコープ作成        │
└─────────────────────┘
    ・スコープ全体の作成方針の決定
    ・疾患トピックスの基本的特徴の整理
    ・クリニカルクエスチョン（CQ）の設定
    ・システマティックレビューに関する事項の決定
    ・スコープの決定
          ↓
┌─────────────────────┐
│ システマティックレビュー │
└─────────────────────┘
    ・エビデンスの収集（検索式の決定，文献検索）
    ・スクリーニング（一次スクリーニング，二次スクリーニング）
    ・エビデンスの個別評価（定性的システマティックレビュー）
    ・エビデンスの総体評価
    ・システマティックレビューレポートの作成
    ・Review Manager によるメタアナリシス
          ↓
┌─────────────────────┐
│ 推奨作成            │
└─────────────────────┘
    ・推奨作成の具体的方法の決定
    ・推奨文草案の作成
    ・推奨の強さの判定，推奨の作成
    ・解説の執筆
    ・一般向けサマリーの執筆
          ↓
┌─────────────────────┐
│ 最終化              │
└─────────────────────┘
    ・ガイドライン公開後の対応について協議と決定
    ・作成経過に関する報告事項の作成
    ・ガイドライン草案の決定
    ・外部評価の実施
    ・パブリックコメントの募集
    ・ガイドライン最終案の決定
          ↓
┌─────────────────────┐
│ 公開                │
└─────────────────────┘
          ↓
┌─────────────────────┐
│ 公開後の取り組み    │
└─────────────────────┘
    ・導入
    ・有効性評価
    ・改訂
```

図 2 診療ガイドライン作成の過程

ティックレビューレポートが作成された．「Minds 診療ガイドライン作成マニュアル 2017」に準拠し，定性的統合を基本としたが，一部の CQ には評価手法が類似する研究が複数存在したため定量的統合（メタアナリシス）を行った．システマティックレビューは，2019 年 9 月に完了した．

①エビデンスの検索
 ⅰ．エビデンスのタイプ
個別研究論文：ランダム化比較対照試験，非ランダム化比較対照試験，観察研究
レビュー論文：システマティックレビュー
　既存のガイドライン：スコープ作成及び CQ 設定では，「嚥下障害診療ガイドライン」（日本耳鼻咽喉科学会，2018 年 9 月），「成人肺炎診療ガイドライン」（日本呼吸器学会，2017 年 4 月），を参考にした．一方，システマティックレビューでは，これら既存の診療ガイドラインの結果をそのまま利用せず，全て新たにシステマティックレビューを行った．
 ⅱ．データベース
PubMed，Embase，CINAHL，Cochrane Library，医学中央雑誌
 ⅲ．検索方法
介入の検索に際しては，PICO（Patient, Intervention, Control, Outcome）フォーマットを用いた．P，I，Study design の組み合わせを基本とし，時に C も特定した．O については指定しなかった．
 ⅳ．検索対象期間
全てのデータベースで 2019 年 8 月末までを検索対象期間とした．
②文献の選択基準，除外基準
　本診療ガイドラインと同じ CQ に対応する既存の診療ガイドラインまたはシステマティックレビュー論文のうち，「Minds 診療ガイドライン作成マニュアル 2017」に準拠して作成されたものは存在しなかったため，全て新たにシステマティックレビューを行った．システマティックレビューは，ケア選択の介入に関する CQ の場合，採用基準を満たすランダム化比較対照試験を優先したが，採用条件を満たすランダム化比較対照試験が存在しない場合には観察研究も対象とした．ケア選択のために行うアセスメントの感度・特異度に関する CQ の場合は，採用基準を満たす横断観察研究を対象とした．
③エビデンスの評価と結果の統合
　エビデンス総体の評価方法，エビデンス総体の示す強さの表現方法は全て「Minds 診療ガイドライン作成マニュアル 2017」に準拠した．定性的統合を基本としたが，CQ 1，CQ 6，CQ 7 については評価手法が類似する研究が複数存在したため定量的統合（メタアナリシス）を実施した．

（4）推奨作成

　推奨作成の基本方針は，「Minds 診療ガイドライン作成マニュアル 2017」に準拠した．また，看護師以外の視点を取り入れるよう配慮し，医師，歯科医師，言語聴覚士の意見を代表する委員を加えたパネル委員によって実施された．2019 年 10 月と 2020 年 4 月にパネル会議が開催され，推奨決定された．推奨決定は修正デルファイ法に従い，診療ガイドライン作成グループが作成した推奨文草案に対して，パネル会議において投票を行い，パネル委員の 3 分の 2 以上の合意により決定した．投票によって決定できない場合は「推奨なし」とした．なお，医療費や資源の利用についてはアウトカムに含めず推奨決定の段階で評価した．

　推奨パネルでは，CQ に対する全てのアウトカムのエビデンスの強さ（表 1），益と害のバランスを中心に，療養者の価値観や意向，負担，医療コストや資源などを加味して総合的に勘案して決定した．推奨の強さは，1：強く推奨する，2：弱く推奨する（提案する）として，エビデンスの確実性（強さ）を併記した（表 2）．明確な推奨ができない場合は「なし」とした．

表1 推奨決定のための，アウトカム全般のエビデンスの確実性（強さ）

A（強）	効果の推定値が推奨を支持する適切さに強く確信がある
B（中）	効果の推定値が推奨を支持する適切さに中程度の確信がある
C（弱）	効果の推定値が推奨を支持する適切さに対する確信は限定的である
D（とても弱い）	効果の推定値が推奨を支持する適切さとしてほとんど確信できない

（Minds 診療ガイドライン作成マニュアル 2017，p.101 より作成）

表2 推奨の強さ及び推奨文の記載方法

1．推奨の強さの記載方法
推奨の強さ「1」：強く推奨する 推奨の強さ「2」：弱く推奨する（提案する） （推奨の強さ「なし」：明確な推奨ができない）
2．推奨文の記載方法 　推奨文は，上記の推奨の強さ1．にエビデンスの強さ（A，B，C，D）を併記し，以下のように記載する． 　1）患者Pに対してケア選択Iを行うことを推奨する（1A） 　　＝（強い推奨，エビデンスの確実性が強い） 　2）患者Pに対してケア選択Iを行うことを条件つきで推奨する（2C） 　　＝（弱い推奨，エビデンスの確実性が弱い） 　3）患者Pに対してケア選択Iを行わないことを提案する（2D） 　　＝（弱い推奨，エビデンスの確実性がとても弱い） 　4）患者Pに対してケア選択Iを行わないことを強く推奨する（1B） 　　＝（強い推奨，エビデンスの確実性が中程度）

（Minds 診療ガイドライン作成マニュアル 2017，p.173 より引用）

（5）最終化

　2020年11月に草案初稿に対して診療ガイドライン作成グループメンバー間で相互査読を行った．2020年12月の草案完成後，2021年1月に統括委員会の確認を経て，2月に外部評価とパブリックコメントを収集した．診療ガイドライン作成グループは，外部評価とパブリックコメントの結果を吟味し，その結果を踏まえて内容の修正を行い，2021年3月にメール会議にて合意に至った．外部評価とパブリックコメントを反映させたうえで，2021年3月に看護ケア開発・標準化委員会 統括委員会が最終化し，6月に公開した．

9. クリニカルクエスチョンと推奨文サマリー

1）対象とするアセスメント

　本診療ガイドラインで対象とするアセスメントは，身体診査技術，反復唾液嚥下テスト（Repetitive Saliva Swallowing Test：RSST），改訂水飲みテスト（Modified Water Swallowing Test：MWST），フードテスト（Food Test：FT），頸部聴診法，超音波診断装置を用いた観察，内視鏡を用いた観察である．

2）重要臨床課題・CQ・推奨文の一覧

重要臨床課題 1

摂食嚥下障害のある成人に対して，摂食嚥下時の誤嚥・咽頭残留のアセスメントを行うために，身体診査技術（問診・視診・聴診・触診・打診）を用いた系統的なアセスメントを行うことが有用か．

CQ 1

摂食嚥下障害が疑われる 18 歳以上の者に対して，身体診査技術（問診・視診・聴診・触診・打診）を用いた系統的なアセスメントを行うとよいか．ここでは CQ 3, 4, 5, 6 との重複を避けるため，反復唾液嚥下テスト（RSST），改訂水飲みテスト（MWST），フードテスト（FT）または頸部聴診法のみのアセスメントは含めない．

推奨文

○摂食嚥下障害が疑われる 18 歳以上の者に対して，身体診査技術（問診・視診・聴診・触診・打診）を用いた系統的なアセスメントによる誤嚥のアセスメントを実施することを提案する．

　　　　　　　　　　GRADE 2C（推奨の強さ：**弱**，エビデンスの確実性（強さ）：**弱**）

　［付帯事項］水分の命令嚥下など指示動作の理解を要する観察項目を含める場合は，意識障害や重度の認知機能障害を有する者への適用について注意が必要である．

CQ 2

摂食嚥下障害が疑われる 18 歳以上の者に対して，身体診査技術（問診・視診・聴診・触診・打診）を用いた系統的なアセスメントに基づいた摂食嚥下ケアを行うとよいか．ここでは CQ 3, 4, 5, 6 との重複を避けるため，反復唾液嚥下テスト（RSST），改訂水飲みテスト（MWST），フードテスト（FT）または頸部聴診法のみのアセスメントは含めない．

推奨文

○摂食嚥下障害が疑われる 18 歳以上の者に対して，身体診査技術（問診・視診・聴診・触診・打診）を用いた系統的なアセスメントに基づいた摂食嚥下ケアを行うことを提案する．

　　　　　　　　　　GRADE 2C（推奨の強さ：**弱**，エビデンスの確実性（強さ）：**弱**）

　［付帯事項］身体診査技術（問診・視診・聴診・触診・打診）を用いた系統的なアセスメントに基づき，その後のスクリーニング検査，診断検査が行われることが適切なケアの実施に必要である．

重要臨床課題2

摂食嚥下障害のある成人に対して，摂食嚥下時の誤嚥・咽頭残留アセスメントを行うために，どのような誤嚥・咽頭残留のスクリーニングテストを行うことが有用か．

CQ 3

摂食嚥下障害が疑われる 18 歳以上の者に対して，反復唾液嚥下テスト（RSST）による誤嚥のスクリーニングを行うとよいか．

推奨文

○摂食嚥下障害が疑われる 18 歳以上の者に対して，反復唾液嚥下テスト（RSST）による誤嚥のスクリーニングを実施することを提案する．

GRADE 2C（推奨の強さ：弱，エビデンスの確実性（強さ）：弱）

［付帯事項］反復唾液嚥下テスト（RSST）は指示理解による動作が必要であり，意識障害や重度の認知機能障害のある者への適用について注意が必要である．口腔乾燥症のある者への適用について注意が必要である．無動寡動が強いパーキンソン症候群患者では，その患者の嚥下機能に関わらず異常と判定されることが多いため適用について注意が必要である．

CQ 4

摂食嚥下障害が疑われる 18 歳以上の者に対して，改訂水飲みテスト（MWST）による誤嚥のスクリーニングを行うとよいか．

推奨文

○摂食嚥下障害が疑われる 18 歳以上の者に対して，改訂水飲みテスト（MWST）による誤嚥のスクリーニングを実施することを提案する．

GRADE 2C（推奨の強さ：弱，エビデンスの確実性（強さ）：弱）

［付帯事項］口腔内細菌の誤嚥を防ぐため，実施前には口腔内を清潔にしておくことが必要である．改訂水飲みテスト（MWST）は指示理解による動作が必要であり，意識障害や重度の認知機能障害のある者への適用について注意が必要である．

CQ 5

摂食嚥下障害が疑われる 18 歳以上の者に対して，フードテスト（FT）による誤嚥のスクリーニングを行うとよいか．

推奨文

○摂食嚥下障害が疑われる 18 歳以上の者に対して，フードテスト（FT）による誤嚥のスクリーニングを実施することを提案する．

GRADE 2C（推奨の強さ：弱，エビデンスの確実性（強さ）：弱）

［付帯事項］口腔内細菌の誤嚥を防ぐため，実施前には口腔内を清潔にしておくことが必要である．フードテスト（FT）は指示理解による動作が必要であり，意識障害や重度の認知機能障害

のある者への適用について注意が必要である.

CQ 6

摂食嚥下障害が疑われる 18 歳以上の者に対して，頸部聴診法による誤嚥・咽頭残留のスクリーニングを行うとよいか.

推奨文
○摂食嚥下障害が疑われる 18 歳以上の者に対して，頸部聴診法による誤嚥・咽頭残留のスクリーニングを実施することを提案する.
GRADE 2C（推奨の強さ：弱，エビデンスの確実性（強さ）：弱）
［付帯事項］頸部聴診法を行う看護師への誤嚥・咽頭残留のスクリーニングについての教育が必要である.

CQ 7

摂食嚥下障害が疑われる 18 歳以上の者に対して，教育プログラムを受けた看護師が超音波診断装置での観察による誤嚥・咽頭残留のスクリーニングを行うとよいか.

推奨文
○摂食嚥下障害が疑われる 18 歳以上の者に対して，超音波診断装置での誤嚥・咽頭残留の観察の教育を受け，超音波診断装置での誤嚥・咽頭残留観察技術について指導者より実践可能なレベルであると認められた者が，超音波診断装置の設備がある施設及び事業所では超音波診断装置による誤嚥・咽頭残留のスクリーニングを実施することを提案する.
GRADE 2C（推奨の強さ：弱，エビデンスの確実性（強さ）：弱）
［付帯事項］使用する機器の条件として，リニアプローブが接続できることが必要である. プローブは，周波数 5〜15MHz の範囲で帯域幅を備えているとよい. 機器の解像度は，甲状軟骨と喉頭蓋の輪郭を明瞭に描出できるレベルであることが望ましい.

CQ 8

摂食嚥下障害が疑われる 18 歳以上の者に対して，教育プログラムを受けた看護師が超音波診断装置での観察結果に基づいた摂食嚥下ケアを従来方法の観察に基づく摂食嚥下ケアに加えるとよいか.

推奨文
○摂食嚥下障害が疑われる 18 歳以上の者に対して，超音波診断装置での誤嚥・咽頭残留の観察の教育を受け，超音波診断装置での誤嚥・咽頭残留観察技術について指導者より実践可能なレベルであると認められた者が，超音波診断装置の設備がある施設及び事業所では超音波診断装置での観察結果に基づいた摂食嚥下ケアを行うことを提案する.
GRADE 2C（推奨の強さ：弱，エビデンスの確実性（強さ）：弱）

[付帯事項] 使用する機器の条件として，リニアプローブが接続できることが必要である．プローブは，周波数 5～15MHz の範囲で帯域幅を備えているとよい．機器の解像度は，甲状軟骨と喉頭蓋の輪郭を明瞭に描出できるレベルであることが望ましい．

重要臨床課題 3
摂食嚥下障害のある成人に対して，摂食嚥下時の誤嚥・咽頭残留アセスメントを行うために看護師が内視鏡を用いた誤嚥・咽頭残留の観察を行うことは有用か．

CQ 9

摂食嚥下障害が疑われる 18 歳以上の者に対して，教育プログラムを受けた看護師が内視鏡を用いて誤嚥・咽頭残留の観察を行うとよいか．

推奨文

○ 今後の研究の発展とともにエビデンスの蓄積が期待される領域であり，十分配慮された臨床環境での研究が計画されるべきだろう．内視鏡での誤嚥・咽頭残留の観察の教育を受け，観察技術について指導医より実践可能なレベルであると認められた，摂食嚥下障害看護認定看護師及び，摂食嚥下について専門的な知識と経験を持ち合わせている看護師などが臨床現場で内視鏡を用いた誤嚥・咽頭残留の観察を行うことは可能である．

GRADE なし（推奨の強さ：なし，エビデンスの質：弱い）

CQ 10

摂食嚥下障害が疑われる 18 歳以上の者に対して，教育プログラムを受けた看護師が行う内視鏡による誤嚥・咽頭残留の観察に基づいた摂食嚥下ケアを従来の摂食嚥下ケアに加えるとよいか．

推奨文

○ 今後の研究の発展とともにエビデンスの蓄積が期待される領域であり，十分配慮された臨床環境での研究が計画されるべきだろう．内視鏡での誤嚥・咽頭残留の観察の教育を受け，観察技術について指導医より実践可能なレベルであると認められた，摂食嚥下障害看護認定看護師及び，摂食嚥下について専門的な知識と経験を持ち合わせている看護師などが摂食嚥下ケアを行うことは可能である．

GRADE なし（推奨の強さ：なし，エビデンスの質：弱い）

10. 用語集

1）重要用語

身体診査技術

　本診療ガイドラインでは，身体診査技術を毎日の観察から摂食嚥下機能を評価する方法であり，主観的情報と客観的情報を統合して行うものと定義した．主観的情報には，病歴，先行期から食道期までの摂食嚥下機能，呼吸や栄養状態などの全身状態について，患者・家族への問診から得るものを含む．客観的情報は，摂食嚥下に関わる脳神経系（主に嗅神経，視神経，三叉神経，顔面神経，舌咽神経，迷走神経，副神経，舌下神経），呼吸器系，栄養状態とし，具体的には顔貌，会話，口唇，顎関節，口腔内，舌，軟口蓋，前口蓋弓，口腔内知覚，喉頭，気管，肺，全身状態について，身体診査（問診・視診・聴診・触診・打診）から得るものとした．

梨状窩（梨状陥凹）

　披裂喉頭蓋ヒダと甲状軟骨板との間に位置する溝を梨状窩（梨状陥凹）という．食塊や水分が口腔から食道へ移動する際にここを通過するが，嚥下機能障害があると梨状窩（梨状陥凹）に食塊や水分が貯留することがある．なお，本診療ガイドラインでは，摂食嚥下障害看護認定看護師教育課程にて用いられる名称である梨状窩の使用に統一することとする．

2）略語一覧（表3）

　本診療ガイドラインで使用される略語について一覧でまとめた．

表3　略語一覧

略語（英語）	英語	日本語
AMED	Japan Agency for Medical Research and Development	日本医療研究開発機構
CI	Confidence interval	信頼区間
CQ	Clinical question	クリニカルクエスチョン
CT	Computed tomography	コンピュータ断層撮影法
DSS	Dysphagia Severity Scale	摂食嚥下障害臨床的重症度分類
EAT-10	Eating Assessment Tool -10	
ESS	Eating Status Scale	摂食状態スケール
FILS	Food Intake Level Scale	摂食状況のレベル
FOIS	Functional Oral Intake Scale	機能的経口摂取スケール
FT	Food Test	フードテスト
ICC	Intraclass correlation coefficient	級内相関係数
MASA	The Mann Assessment of Swallowing Ability	
MWST	Modified Water Swallowing Test	改訂水飲みテスト
PAS	Penetration-Aspiration Scale	
RSST	Repetitive Saliva Swallowing Test	反復唾液嚥下テスト
TOR-BSST	The Toronto Bedside Swallowing Screening Test	
US	Ultrasonography	超音波検査
VE	Videoendoscopic examination of swallowing	嚥下内視鏡検査
VF	Videofluoroscopic examination of swallowing	嚥下造影検査

（アルファベット順）

11. 診療ガイドラインがカバーする範囲と注意点

　本診療ガイドラインは，看護業務として行う摂食嚥下時の誤嚥・咽頭残留アセスメントを対象とする．看護職種以外の専門職種が行う摂食嚥下時の誤嚥・咽頭残留アセスメント，摂食嚥下以外の場面で起こる誤嚥のアセスメント（例：睡眠中）は対象の範囲外である．

　摂食嚥下時の誤嚥・咽頭残留アセスメントに関する診療ガイドラインは，摂食嚥下障害が疑われる成人（18歳以上）の病院，療養施設，在宅における療養者を対象とする．なお，経口摂取の経験のある成人の摂食嚥下リハビリテーションでは機能回復を目指すのに対し，小児の摂食嚥下障害患者では摂食嚥下機能獲得を目指す．また，小児においては成長と発達を考慮しながら発育程度に合わせたリハビリテーションが必要となってくる，という点も成人と異なる．したがって，本診療ガイドラインの対象は成人に限定する．性別は限定しない．摂食嚥下障害の重症度，原因疾患，併存疾患は限定しないが，アセスメント方法によっては一部，適応の対象に注意が必要である．具体的には，身体診査技術（問診・視診・聴診・触診・打診）を用いた系統的なアセスメントを用いる際，水分嚥下など指示動作の理解を必要とする観察項目を含む場合は，意識障害や重度の認知機能障害がある者への適用に注意が必要である．反復唾液嚥下テスト（RSST），改訂水飲みテスト（MWST），フードテスト（FT）を用いる場合も，意識障害や重度の認知機能障害がある者への適用に注意が必要である．また，RSST を用いる場合は口腔乾燥症のある者への適用に注意が必要である．超音波診断装置かつ/または内視鏡を用いた嚥下観察を行う場合は，施設及び事業所において嚥下観察のできる機器を保有していることと観察手技を習得し適切なアセスメントを実施できる者がいることが必要となる．

12. 既存の診療ガイドラインとの関係

　国内外に成人の摂食嚥下時の誤嚥・咽頭残留のアセスメントについて看護師が用いることを前提に作成されたケア選択のための診療ガイドラインはない．国内では医師向けの摂食嚥下障害の診療ガイドラインとして，日本呼吸器学会から「成人肺炎診療ガイドライン 2017」[1]，日本耳鼻咽喉科学会から「嚥下障害診療ガイドライン 2018 年版」[2] が公表されている．また，日本摂食嚥下リハビリテーション学会・医療検討委員会からは，医師，歯科医師，看護師，言語聴覚士などの多職種向けに「摂食嚥下障害の評価 2019」[3] としてマニュアルが公表されている．診療ガイドラインは主にスクリーニング検査，そして嚥下造影検査，嚥下内視鏡検査といった診断評価のための検査について，マニュアルでは身体診査技術からスクリーニング検査，頸部聴診法，診断評価のための検査について取り上げている．しかし，看護師が行う超音波診断装置や内視鏡による誤嚥・咽頭残留の観察については述べられていない．日本老年歯科医学会から公表された「摂食・嚥下リハビリテーションにおける診断支援としての舌機能検査法ガイドライン」[4] では超音波診断法について述べられているが，咀嚼・嚥下における舌運動の評価に焦点を絞ったものである．海外では，看護師による摂食嚥下障害の評価，摂食嚥下ケアについてのベストプラクティスが公表されているが，看護師が行う超音波診断装置や内視鏡による誤嚥・咽頭残留の観察については述べられていない．

既存の診療ガイドラインやマニュアル，ベストプラクティスの一部には身体診査技術，スクリーニング検査，頸部聴診法，嚥下内視鏡についての記載がある．本診療ガイドラインはこれらの既存の出版物を参照し，看護師による摂食嚥下時の誤嚥・咽頭残留アセスメントを推進するために作成された．

文献
1) 日本呼吸器学会 編. 成人肺炎診療ガイドライン 2017，一般社団法人 日本呼吸器学会，東京，2017.
2) 日本耳鼻咽喉科学会 編. 嚥下障害診療ガイドライン 2018 年版，金原出版，東京，2018.
3) 日本摂食嚥下リハビリテーション学会・医療検討委員会 編. 摂食嚥下障害の評価，2019.
   https://www.jsdr.or.jp/wp-content/uploads/file/doc/assessment2019-announce.pdf（アクセス日 2021 年 1 月 31 日）
4) 日本老年歯科医学会 編. 摂食・嚥下リハビリテーションにおける診断支援としての舌機能検査法ガイドライン，2013.
   http://www.gerodontology.jp/publishing/file/guideline/guideline01.pdf（アクセス日 2021 年 1 月 31 日）

13. 外部評価の結果と診療ガイドラインへの反映

　本診療ガイドラインは，草案を作成した時点で公開に先立ち，老年医学，老年看護学，摂食嚥下リハビリテーション，リハビリテーション看護学，在宅医療，在宅看護を専門とする代表の学術組織，さらに診療ガイドライン作成の専門家による外部評価を受けた．

　老年医学，老年看護学，摂食嚥下リハビリテーション，リハビリテーション看護学，在宅医療，在宅看護を専門とする代表の学術組織には，草案全体の臨床的意義や実際を含める観点より自由記載での評価及びコメントを得た．診療ガイドライン作成方法専門家 2 名には，診療ガイドライン評価国際標準ツール AGREE II [1] を用いた．AGREE II は，6 領域 23 項目からなる個別項目と，全体評価からなっている．各項目 1～7 点で採点し，2 名の評価者の平均得点を算出した．

　外部評価の結果は可能な限り本診療ガイドラインに反映させた．反映できなかった部分に関しては，次回の改訂時の検討事項とした．

　表 4 に，AGREE II 評価に付されたコメント及び平均得点を記載した．

文献
1) 日本医療機能評価機構 EBM 医療情報部：AGREE II 日本語訳施行版
   https://minds4.jcqhc.or.jp/minds/guideline/pdf/AGREE2jpn.pdf（アクセス日 2020 年 12 月）

表 4 公開前の草案に対する AGREE II による外部評価の結果概要

観点	項目	評価者コメント	得点平均
領域 1. 対象と目的	1. ガイドライン全体の目的が具体的に記載されている	概要の目的に「アセスメントすることによって……予防すること である」とあるが、「アセスメント及び看護ケアの選択方法・実施方法を示してこれを推奨することによって」というほうが、ガイドラインの役割上正確ではないか.	5.5
	2. ガイドラインが取り扱う健康上の問題が具体的に記載されている		6.5
	3. ガイドラインの適用が想定される対象集団（患者，一般市民など）が具体的に記載されている	対象患者は，摂食嚥下障害を有する成人患者，その可能性のある成人患者と思われるが，特定の原因疾患を想定しているのか，あるいは原因疾患によって推奨に違いがあるのか不明である.	6
領域 2. 利害関係者の参加	4. ガイドライン作成グループには，関係する全ての専門家グループ代表者が加わっている	パネリストは看護師のみならず，医師，歯科医師，言語聴覚士が含まれているのは良いが，看護師の割合が多いのは，患者や患者家族も入ることが望ましい.	6
	5. 対象集団（患者，一般市民など）の価値観や希望が調べられた	「推奨パネルでは，CQ に対する全てのアウトカムのエビデンスの強さ（表1），益と害のバランスを中心に，療養者の価値観や好み，負担，医療コストや資源などを加味して総合的に勘案して決定した.」とあるが，各 CQ で療養者の価値観を検討した記述が見当たらない CQ がある. なお，「preference」の訳としては「好み」ではなく「意向」が妥当である.	3.5
	6. ガイドラインの利用者が明確に定義されている	概ね記載されているが，グレードダウンの5要因のうち，不精確さと出版バイアスについてその他にまとめられており，CQ によっては検討されたか不明なものがある（エビデンスの評価シートには書かれているが，本文中に記載がない）. なお，CQ 7，CQ 8 は根拠となる研究が医師による超音波診断装置を用いた評価と思われるのに対して，推奨は看護師が行う超音波診断であるので，非直接性でグレードダウンするか検討されるべきである.	7
領域 3. 作成の厳密さ	7. エビデンスを検索するために系統的な方法が用いられている	「作成過程」では，推奨決定にあたり修正デルファイ法を用いた旨が書かれているが，各 CQ においてパネル会議でどのような議論がなされたか，また投票の結果が示されていない.	7
	8. エビデンスの選択基準が明確に記載されている	CQ ごとに多少異なるのではないかと思われるが，個別の記載が見当たらない.	6
	9. エビデンス総体の強固さと限界が明確に記載されている		5
	10. 推奨を作成する方法が明確に記載されている		5.5
	11. 推奨の作成にあたって，健康上の利益，副作用，リスクが考慮されている		6.5
	12. 推奨とそれを支持するエビデンスとの対応関係が明確である		7
	13. ガイドラインの公表に先立って，専門家による外部評価がなされている		7
	14. ガイドラインの改訂手続きが示されている	期間に関しての記載はあるがほかにない. 27ページにある記述では「改訂」となっている.「改定」に修正したい.	6
領域 4. 提示の明確さ	15. 推奨が具体的であり，曖昧でない	CQ によって推奨文の長短に差があり，長いものは CQ 背景の説明などもしているので簡潔を心がけていただけるとよいかと思われる. 本診療ガイドラインの利用対象は看護師だが，CQ 9 と CQ 10 の推奨のみわざわざ「教育プログラムを受けた看護師が」を付記しているのには違和感がある. CQ 7 と CQ 8 も同様に「教育プログラムを受けた看護師」が行うべきではないだろうか.	5.5
	16. 患者の状態や健康上の問題に応じて，異なる選択肢が明確に示されている	明確ではない.	6
	17. 重要な推奨が容易に見つけられる		7
領域 5. 適用可能性	18. ガイドラインの適用にあたっての促進要因と阻害要因が記載されている	CQ ごとに違うと思われるが，各方法について全体で簡単に述べられているのみ.	6
	19. どのように推奨を適用するのかについての助言・ツールを提供している	「摂食嚥下ケア選択のアルゴリズム」が示されているが，本診療ガイドラインの主題である「RSST，MWST，FT，頸部聴診，超音波診断装置での嚥下観察，内視鏡での嚥下観察」のうち，内視鏡以外の評価方法のどれを選択するべきか，またはどのような順序で評価するべきかが示されていないので，現場で適用する際に戸惑いが生じる.	5
	20. 推奨の適用に対する，潜在的な資源の影響が考慮されている		7
	21. ガイドラインにモニタリングや監査のための基準が示されている	公開後の組織体制について記述されているが，有効性評価，モニタリングの具体的な方法が示されていない.	6.5
領域 6. 編集の独立性	22. 資金提供者の見解が，ガイドラインの内容に影響していない		6.5
	23. ガイドライン作成グループメンバーの利益相反が記載され，適切な対応がなされている	学会の COI ガイドラインに従っているとは思うが，まったく COI なしというのは不自然で学会のそれを見直す必要あるいは，学術的 COI も検討する必要があるかもしれない. 外部評価時点では，各委員の利益相反状態についての情報は開示されていない. なお，開示される利益相反は，経済的 COI だけでなく，学術的 COI も含まれるべきである.	4.5
全体評価			6
その他		項目によって常体と敬体が混在しているので，文体の統一を図りたい.「ガイドライン」の語は，医療以外の文脈では必ず遵守するものとして扱われることが多いため，誤解を防ぐために「診療ガイドライン」の語を用いるよう推奨する.	

14. パブリックコメントと診療ガイドラインへの反映

パブリックコメントの募集は草案を作成した時点で公開に先立ち実施した．パブリックコメント募集案内は，日本看護科学学会の会員にメール配信とホームページ掲載で周知され，2021 年 2 月 4 日から 2 月 15 日までの期間，日本看護科学学会会員用ページに原稿を掲載して自由回答形式でコメントを得た．

その結果，4 名の方からパブリックコメントの投稿があった．うち，感想を除く，コメントとそれに対する回答を以下に記載した．掲載は投稿順ではなく，本診療ガイドライン内容に沿った順に示す．なお，パブリックコメントの結果は可能な限り本診療ガイドラインに反映させた．また，各コメントへの修正内容は，その後に日本看護科学学会ホームページに掲載した．

●タイトルについて

今回は，アセスメントについてガイドラインを作成され，具体的なケア内容については検討されていないと考えますので，「看護ケアガイドライン」という名称は誤解を招く可能性があると考えます．例えば，「看護ケアのための摂食嚥下時の誤嚥・咽頭残留アセスメントに関するガイドライン」などのタイトルが適切と考えます．

【回答】ご指摘ありがとうございます．その通り，アセスメントの用語を入れることが適切な診療ガイドライン名を示すことになると考えます．ご指摘通りに修正いたしました．

●Part 1 について

口腔内のフィジカルアセスメントに歯や義歯について追記をご検討いただけたらと思います．また，現場では質問票の項目への回答事項に基づいてフィジカルアセスメントを具体的に行う場合もありますので，その点もご検討いただけましたらと思います．P42 の最後の文献の記載で「拒否」という単語が使われておりますので，「承諾が得られない」などの表記をご検討いただけましたら幸いです．

【回答】ご意見ありがとうございます．フィジカルアセスメント内容に歯や義歯といった重要な内容が含まれていなかったため，ご意見の通り客観的情報として口腔内観察項目に追記いたしました．また，質問票の項目からフィジカルアセスメントを行う臨床の実際もあるとのご指摘に沿い，質問票からケアに繋がることがある旨がより明確になるように本文中に記載いたしました．各種検査について，留意すべき対象者について，ご指摘の通りに修正いたしました．

15. 資金源

本診療ガイドライン作成の資金源は公益社団法人日本看護科学学会による．その他の民間企業，各種団体からの資金提供は受けていない．利益相反については公益社団法人日本看護科学学会規定により委員の自己申告を集め，審査を行い，利益相反に問題のないことを確認した．診療ガイドライン概要 7. 利益相反に，開示すべき利益相反を掲載している．

16. 監査基準

　誤嚥性肺炎の発症や療養者の希望する形態での食事摂取などと実施されたアセスメント，ケア選択との関係を半年から1年ごとに測定することでモニタリングを行う．

17. 本診療ガイドラインの普及/導入に関して

　本診療ガイドラインは10のCQに対する推奨文を端的にまとめ，何が重要であるかをわかりやすく明示した．摂食嚥下障害が疑われる療養者への有用性が示された身体診査技術，RSST，MWSTまたはFT，頸部聴診法は特別な機器を必要とせず，診療ガイドライン適用にあたり促進要因である．一方，超音波診断装置での誤嚥・咽頭残留の観察の教育を受け，超音波診断装置での誤嚥・咽頭残留観察技術について指導者より実践可能なレベルであると認められた者が行う超音波診断装置を用いた観察，内視鏡を用いた摂食嚥下時の誤嚥・咽頭残留観察の教育を受け，指導医より実践可能なレベルであると認められた，摂食嚥下障害看護認定看護師，または摂食嚥下に関する専門的知識と経験を持つ看護師などが行う内視鏡を用いた誤嚥・咽頭残留観察は，適用可能な機器を保有している施設や事業所が限られる，観察手技を習得している者が限られる，という点が阻害要因となる．観察手技の習得者の育成が今後の重要な課題である．

　本診療ガイドラインは，日本語版と英語版で作成され，いずれも日本看護科学学会とMindsのWebサイトにて，全文が公開される予定である．さらに，日本語版は書籍としても公開される．本診療ガイドラインには一般向けサマリーが掲載されている．また，ダイジェスト版が日本看護科学学会誌，日本看護科学学会の英文誌である，Japan Journal of Nursing Scienceに掲載される予定である．加えて，システマティックレビューもJapan Journal of Nursing Scienceに掲載予定された．さらに，学術集会などにおける各種講演会の開催にて周知を図り，診療ガイドラインの利用促進を目指す．

18. 公開後の取り組み

1) 公開後の組織体制

　診療ガイドライン公開後も統括委員会及び診療ガイドライン作成グループは活動を継続し，診療ガイドラインの導入促進，有効性評価，診療ガイドラインの推奨に影響を及ぼす新たな研究の出現チェックなどを行う．

2) 有効性評価とモニタリング

　本診療ガイドラインの有効性評価のために，診療ガイドラインの導入によって患者アウトカムが改善したかどうかを，誤嚥性肺炎などの摂食嚥下時の誤嚥・咽頭残留に関するアウトカムにより評価することを予定する．これらは診療ガイドライン導入時から1年単位で測定することを予

定する.

3) 改訂

　本診療ガイドラインは，新しいエビデンスや医療を取り巻く体制の変化によって定期的な改訂が必要である．およそ3〜4年を目途に改訂を検討する．それまでに新たな身体診査技術，スクリーニング検査，確定診断方法の提唱，及びアセスメントの基準の変更があった場合，随時改訂を行うことを検討する.

Part 1.

摂食嚥下時の誤嚥・咽頭残留の基本的特徴

1. 臨床的特徴

　摂食嚥下時の誤嚥は，摂食嚥下時に食物や液体が声帯を越えて気管へと流入することである．そして，摂食嚥下時の咽頭残留は，食物や液体が咽頭内に貯留することである．誤嚥・咽頭残留は摂食嚥下障害の一部であるため，摂食嚥下障害への基本的理解が必須である．以降，摂食嚥下時の誤嚥・咽頭残留の基本的特徴について概説する．

1) 摂食嚥下障害とは

　摂食嚥下とは，食物を認知して，口腔内に取り込み（捕食），咀嚼によって食塊を形成しながら，食塊を口腔から咽頭へ送り込み，嚥下反射によって咽頭から食道に送り蠕動運動によって食道から胃へ送り込むことをいう．この摂食嚥下の過程のいずれかに障害が生じた状態を摂食嚥下障害という．摂食嚥下障害においては，検査所見のみならず，肺炎や窒息，脱水や低栄養，食べる楽しみの喪失など生活上の問題が重要視される．摂食嚥下時の誤嚥・咽頭残留とは，この摂食嚥下障害の一部である．

　摂食嚥下時の誤嚥・咽頭残留のアセスメントは誤嚥性肺炎の予防のために極めて重要である．誤嚥性肺炎とは，摂食嚥下障害ならびに誤嚥が証明された（あるいは，強く疑われた）症例に生じた肺炎である[1]．誤嚥性肺炎（**表1**）は，食物そのものや食物に付着した細菌の誤嚥，ならびに口腔咽頭の細菌の誤嚥と，栄養状態や免疫力の低下が相まって発症する．食物に付着した細菌の誤嚥と口腔咽頭の分泌物の誤嚥は細菌が肺に侵入する主要機序である[2]．さらに，たんぱく質を含む食物の肺への侵入は肺の炎症を引き起こす．

表1　誤嚥性肺炎の概要

主要機序	食物そのものや食物に付着した細菌の誤嚥 口腔咽頭の細菌の誤嚥
病態生理プロセス	細菌または細菌生成物質に対する肺の急性炎症反応
細菌学的所見	グラム陽性球菌，グラム陰性桿菌，嫌気性菌
主要罹患因子	嚥下障害
影響を受けやすい年齢集団	通常，高齢者
典型的な患者	嚥下障害を有する者で肺炎の臨床的特徴と気管支肺区域の胸部X線上の限局性，境界不鮮明な陰影から推測される炎症細胞の浸潤
臨床症状の特徴	頻脈，咳，肺炎の徴候

2) 摂食嚥下に関与する器官・構造と機能

　摂食嚥下に関連する器官には，口唇，舌，頬，歯，下顎，唾液腺，硬口蓋，軟口蓋，口蓋垂，喉頭蓋谷，喉頭蓋，喉頭前庭，梨状窩，喉頭，舌骨，食道などがある（**図1**）．

　摂食嚥下運動の一連の流れは，食物の捕食後に，その食物を臼歯部まで舌で運び，その後食物を咀嚼し，唾液と混和させ咀嚼した食物を順次，口腔から咽頭，食道へ送ることである．食物を口腔，咽頭，食道へ送る過程をさらに詳しく述べる．まず食物が口腔に近づくと，随意的に開口，舌が切歯間まで突出して，食物が舌尖に触れるタイミングで舌は食物とともに後退しながら口腔

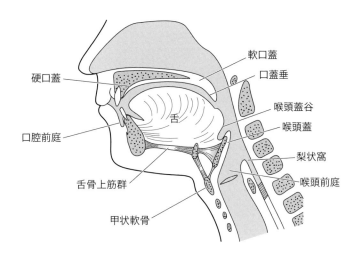

図1 摂食嚥下に関与する器官・構造
（鎌倉 やよい 編. 嚥下障害ナーシング　フィジカルアセスメントから嚥下訓練へ,
医学書院, 東京, p.12, 2000.[3]　より許諾を得て転載・一部改変）

内に引っ込む. そして, 食物が口腔内に取り込まれると同時に閉口する. さらに, 舌全体が後方へ動くことによって, 舌の上に乗せた食物を臼歯部へと移動させる（第1期移送：Stage I transport）. 食物が臼歯部に達すると, 舌と頬, 奥歯を使って食物を粉砕し, 唾液と混ぜ食塊形成が行われる. このとき食塊が咽頭へ流入しないように舌後方部と軟口蓋によって口峡部は閉鎖されている. 食物が咀嚼され, 小さくやわらかく嚥下に適した状態になり始めると, 食塊は舌と口蓋に絞り込まれるように口峡部を越え, 咽頭へと送り込まれる（第2期移送：Stage II transport）. 咀嚼と送り込みは並行するものであり, 咀嚼が行われている間にも食塊は第2期移送により順次, 中咽頭へ送り込まれる. この咽頭への停留は5〜10秒に及ぶこともある. 次に, 軟口蓋の挙上と, 咽頭収縮筋による咽頭収縮の開始により, 上咽頭と中咽頭が遮断される（鼻咽腔閉鎖*）. ほぼ同時に, 舌根の後方運動に伴い, 舌骨上筋群が収縮し, 舌骨と喉頭が上前方向に引き上げられると, 喉頭蓋が反転し, 喉頭口を閉鎖する（喉頭閉鎖）. こうして, 咽頭腔が閉鎖空間となり, そこに舌の後方運動と上・中・下咽頭収縮筋による上方から下方への蠕動運動様の収縮（咽頭収縮）によって嚥下圧が形成される. また, 喉頭が上前方向に引き上げられることで食道入口部が広がりやすくなり, 食塊が下方に押し出され, それと同時に上部食道括約筋部が弛緩して, 食道入口部が開き, 食塊は食道へと流れていく.

　*鼻咽腔閉鎖：鼻咽腔は本来, 口蓋帆咽頭を指す. 解剖学的に「鼻咽腔」という名称の管腔構造は存在しないが, ここでは一般的に広く用いられている鼻咽腔という語を用いた.

　口腔と咽頭は, 呼吸, 発声とともに嚥下を司る器官である. 特に咽頭部は食物の経路と呼吸の経路が交差する部位である. そのため, 嚥下時には喉頭口が喉頭蓋によって閉鎖されると同時に, 仮声帯, 声帯も閉鎖され（声帯閉鎖）, 食塊の通路と気道が遮断され, 誤嚥しない仕組みになっている（気道保護）. またこのときには呼吸が停止する（嚥下性無呼吸）.
　食塊の動きは, 舌の随意運動によって咽頭方向に送り込まれ, 喉頭蓋谷付近で左右に分かれ, 左右の梨状窩を通って, 食道へと流れていく（図2）.

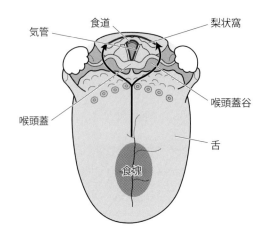

図2　食塊の動き
（馬場 元毅，鎌倉 やよい 編・著．深く深く知る　脳からわかる　摂食・嚥下
障害，学研メディカル秀潤社，東京，2013.[4] より許諾を得て転載・一部改変）

　咽頭期嚥下は複雑な運動を短時間に再現性をもって行う不随意運動で，その制御は脳幹に存在する嚥下パターン形成器（central pattern generator：CPG）によって行われている．嚥下CPGは延髄の孤束核とその周囲の網様体，そして各運動核に存在する嚥下関連ニューロンから構成されている．咽頭の入り口である口峡部を形成する前口蓋弓を食塊が通過すると，三叉神経や舌咽神経，上喉頭神経などの求心性神経を介して，感覚入力がなされる．延髄の孤束核まで届いた刺激は，反射的に延髄網様体にある嚥下CPGを発動させる．すると，今度は疑核及びその周辺の運動核を介して三叉神経，迷走神経，舌下神経など遠心性神経によって咽頭，喉頭，舌の嚥下関連筋群の運動が引き起こされる．嚥下CPGの発動から嚥下関連筋の収縮は，いつも同じ順序，同じパターンで出力される．また，大脳皮質や大脳辺縁系は嚥下反射中枢の活動をコントロールしていると考えられている．嚥下に関与する大脳皮質には第一運動野や感覚野の口から咽頭，喉頭にかけての領域などが挙げられる．

　液体を飲むときと食物を咀嚼して食べるときでは，飲食物が嚥下までに咽頭へと送り込まれるプロセスが異なる．液体の命令嚥下は，水分を舌運動によって咽頭方向に送り，嚥下反射によって食道へと送り込むプロセスで，4期モデルと呼ばれる．4期モデルでは，口腔準備期，口腔送り込み期，咽頭期，食道期は重なり合わずに進んでいく．一方，食物の咀嚼嚥下は，咽頭期が始まる前に咀嚼して食塊を形成する咀嚼（Processing）があり，これをプロセスモデルという．そして，人はさらに食物を認知してそれを口腔に取り込むことから，この先行期も含めたものを5期モデルという．各モデルについて**表2**にまとめた．

3) 摂食嚥下各期の障害

　臨床的には，摂食嚥下障害は5期モデルを用いて，先行期，準備期，口腔期，咽頭期，食道期に従い分類されることが多い．先行期の障害には，意識障害，認知症，情動障害，知的障害，高次脳機能障害（半側空間無視，観念失行など）など食物の認知に関連する障害がある．準備期の障害には，開口・閉口障害，口唇閉鎖障害，咀嚼障害，口腔内感覚障害などによる食塊形成不全が

表2　摂食嚥下のモデル

4期モデル：生理的モデル（液体の命令嚥下）	プロセスモデル：生理的モデル（食物の咀嚼嚥下）	5期モデル：臨床的モデル
		先行期：食物は視覚，嗅覚，触覚などによって認知され，食具で口へと運ばれる
口腔準備期：水分は口腔内に取り込まれ，嚥下可能な性状に準備される	<u>Stage I transport</u> 捕食された食物は舌で臼歯部まで運ばれる <u>Processing</u> 咀嚼された食物は，唾液と混和され，食塊形成される	準備期：食物は口腔内に取り込まれ，咀嚼し食塊形成される
口腔送り込み期：水分は舌で咽頭に送り込まれる	<u>Stage II transport</u> 咀嚼された食物は順次中咽頭，喉頭蓋谷へ送り込まれ，蓄積される この間も Processing は続いている	口腔期：食塊は舌で咽頭に送り込まれる
咽頭期：咽頭に到達した食塊は反射により食道内に移送される		
食道期：食塊は蠕動運動により胃に移送される		

ある．口腔期の障害は，舌の運動障害による咽頭への送り込み障害がある．咽頭期の障害は，嚥下反射の惹起遅延，鼻咽腔閉鎖不全，舌口蓋閉鎖不全，喉頭閉鎖不全，喉頭挙上不全，食道入口部開大不全，咽頭クリアランス低下（喉頭蓋谷，喉頭前庭，梨状窩への食塊が残留）などがある．食道期の障害は，食道蠕動運動の低下，食道括約筋閉鎖不全による胃食道逆流などがある．

　咽頭期の障害として最も問題となるのが，声門を越えて気管に食塊が侵入する誤嚥である．誤嚥は，咽頭期，口腔期の障害の結果であり，喉頭挙上と誤嚥との関係から挙上期誤嚥，下降期誤嚥，混合性誤嚥，嚥下運動不全型誤嚥に分類される．Logemann（1998）は，嚥下前誤嚥，嚥下中誤嚥，嚥下後誤嚥に分類している[5]．嚥下前誤嚥とは，嚥下反射が引き起こされる前に生じる誤嚥で，舌口蓋閉鎖不全，舌の運動障害などによる．嚥下中誤嚥は，嚥下運動中に生じる誤嚥で，咽頭期での嚥下反射の惹起遅延，喉頭挙上不全，喉頭閉鎖不全などによる．嚥下後誤嚥は，嚥下運動終了後に生じる誤嚥で，咽頭クリアランスの低下，嚥下運動後の吸気から始まる呼吸型などによる．

4）摂食嚥下障害が生じる主な原因

　加齢，疾患，内服薬があるが，特に加齢と脳卒中の影響が大きいため，この2つについて，説明する．加齢により，味蕾の減少が生じると，塩味や苦味などの味覚の閾値が上昇し，嚥下反射が惹起されにくくなる．また，嗅覚閾値が上昇し，閾値以上のにおいの識別能力も低下することでも，嚥下反射が惹起されにくくなる．残存歯数の減少，咬合力の低下によって，咀嚼機能が低下し，食塊が形成されにくくなる．また，加齢に伴い嚥下関連筋の筋力は低下し，疲れやすくなり，嚥下圧も低下する．そうすると，嚥下後に喉頭蓋谷や梨状窩に食塊が残るため，反復嚥下となる．加齢の影響で喉頭の位置が下降すると，喉頭閉鎖不全が生じ，誤嚥しやすくなる．嚥下反射・咳反射の低下によって，むせない誤嚥，つまり不顕性誤嚥にもなる．このような生理的な加齢による身体変化により，高齢者は誤嚥や咽頭残留のリスクが高くなる．

　脳卒中による摂食嚥下障害の病態理解には，摂食嚥下に関連する神経との関係を理解することが必要である．

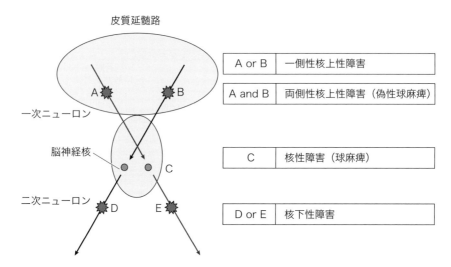

図3　摂食嚥下に関わる運動ニューロン

（馬場 元毅, 鎌倉 やよい 編・著. 深く 深く 知る 脳からわかる 摂食・嚥下障害, 学研メディカル
秀潤社, 東京, 2013.[4] より許諾を得て転載・一部改変）

　脳卒中による障害は3つに分かれる（図3）. 1つ目は, 図3に示した一次ニューロンのAある
いはBが障害された場合である. これは, 脳神経核より上の障害なので, 核上性障害と呼ばれ,
その上に一側性を付け, 一側性核上性障害という. この場合, 嚥下に関わる脳神経核を経て反対
側の下位運動性ニューロンが障害される. ただし, 疑核（舌咽神経・迷走神経）は両側の大脳皮質
からの支配（両側性支配）を受けるので, AあるいはBのいずれかの障害では, 嚥下反射そのもの
は障害されない. また, 顔面神経上部核及び舌下神経核の一部は両側支配である[4].

　2つ目は, AとBの両方が障害された場合で, 両側性核上性障害と呼ばれる. 下位運動性ニュー
ロンの舌咽神経や迷走神経が両側性に障害され, 偽性球麻痺となり, 嚥下反射は残るが重度の摂
食嚥下障害が生じる.

　3つ目は, 脳神経核そのものが障害されるC核性障害の場合である. 一側性に脳神経核が障害
されると核下性にも下位運動性ニューロンが障害され, 球麻痺を呈する. この場合も, 嚥下反射
の減退や消失を認めて重度の摂食嚥下障害となる.

　脳卒中の回復期と摂食嚥下障害については, 障害のタイプによって異なる. 両側性核上性障害
や核性障害の場合, 急性期に出現した摂食嚥下障害は, 偽性球麻痺や球麻痺により回復期になっ
ても残ることが多い. 一方, 一側性核上性障害の場合, 回復期になると摂食嚥下機能が改善しう
る. また, 一側性なので, 非麻痺側が障害された側を補うため, 摂食嚥下障害は回復する. ただ
し, 加齢によって嚥下機能が低下すると, 再び摂食嚥下障害が出現しやすいという問題があるた
め, 経過を丁寧に観察していくことが重要である. また, 脳卒中を再び発症し, 非麻痺側の一側
性核上性障害が加わると, 両側性の障害となり, 回復期になっても, 偽性球麻痺により摂食嚥下
障害が残存する.

2. 疫学的特徴

　摂食嚥下障害の有病率は年齢とともに増加する．地域高齢者の嚥下障害の有病率は27〜34％と報告されている[6,7]．なお，嚥下障害の有病率はセッティングによって異なる．急性期高齢者病棟での嚥下障害の有病率は約45％と報告されている[8,9]．介護施設では53〜70％と報告されている[10,11]．

　本邦では，肺炎は1975年に不慮の事故にかわって主要死因の第4位となり，上昇と低下を繰り返しながら上昇傾向を示してきたが，2011年に脳血管疾患にかわり第3位となり，2015年の死亡総数に占める割合は9.4％となっている．肺炎の全年齢死亡率は（人口10万対）96.4であるが，80歳以上では972.7と高率となっている[12]．本邦で発生する肺炎の推計1,880,000人，そのうち69.4％が65歳以上の高齢者で，さらに630,000人が誤嚥性肺炎と推測されている[13]．なお，2017年から誤嚥性肺炎は肺炎とは別に計上され，死因順位として肺炎は第5位となり，誤嚥性肺炎は第7位となった[12]．

　摂食嚥下障害は高齢者の肺炎の危険因子の一つであり，嚥下機能検査の実施率の低さは高齢者の肺炎予防における問題点の一つとなっている．本邦の22の病院で，肺炎の治療のために入院した患者を調査したところ，肺炎で入院した589人の患者の75％が70歳以上であり，その80.1％が誤嚥性肺炎と診断されていた．肺炎で入院した患者に対して，水飲みテストは58.4％，反復唾液嚥下テスト（RSST）と単純嚥下誘発テストは約20％の患者に実施されていた．嚥下造影はわずか6.2％の患者にしか実施されていなかった[14]．

　脳血管障害は，摂食嚥下障害の高リスク要因の一つである．誤嚥性肺炎の一因となる摂食嚥下障害の原因には，脳血管障害のほか，外傷性脳損傷，神経疾患，筋炎・筋疾患，認知症，口腔・咽頭領域の腫瘍などがある．2012年の調査（N＝27,659）では，脳梗塞と脳出血が全体の半数以上を占めていた[15]．その他，くも膜下出血（5.1％），パーキンソン病（4.9％），アルツハイマー病（2.6％），頭部外傷・脳性麻痺（各2.5％），脊髄小脳変性症（2.0％），筋萎縮性側索硬化症（1.1％），慢性硬膜下血腫，廃用症候群（各1.0％）であった．神経疾患，筋炎，口腔・咽頭腫瘍など，中高年に発症のピークを迎える疾患もあり，高齢者だけでなく，嚥下障害のある全ての年齢層で誤嚥性肺炎の予防対策が必要といえる．なお，経口摂取を経験した中途障害者や高齢者の嚥下障害リハビリテーションの目的は機能回復であるのに対し，小児の嚥下障害患者の目的は摂食嚥下機能の獲得であることに注意が必要である．また，小児は成人と異なり，成長・発達を考慮した発達レベルに合わせたリハビリテーションが必要となる．本診療ガイドラインでは，成人を対象とした摂食嚥下ケアを取り上げる．本診療ガイドラインでは，成人とは18歳以上の者を指す．

3. 摂食嚥下ケアの国際的潮流

1）専門職の役割

　米国では，Speech Language Pathologist（SLP）が摂食嚥下ケアに重要な役割を果たしている．SLPは，嚥下内視鏡検査（VE）や嚥下造影検査（VF）などの機器を用いた評価をよく行う．211,000人の会員が所属する米国SLP協会は，「嚥下内視鏡検査は，SLPが嚥下機能を評価するために利用できる画像診断法である」と公式に発表している．摂食嚥下障害の専門知識を持ち，嚥下内視鏡の専門

トレーニングを受けた SLP は，嚥下機能及び関連する構造の機能を評価する目的で，この手順を単独で使用する資格を持つ専門家である．SLP は摂食嚥下ケアにおいて重要な役割を果たしているが，摂食嚥下ケアには，多職種のチームが関わっている．看護師は身体的評価やベッドサイドでのスクリーニング検査を行い，作業療法士は摂食行動や日常生活での食事動作を改善し，栄養士または管理栄養士は，食事内容の変更または非経口摂取が必要な場合に，適切なカロリー及び栄養摂取量を維持するための提案を行う．

　ヨーロッパでは，医師，看護師，言語聴覚士，理学療法士，栄養士などの多職種が摂食嚥下ケアに関わっている．しかし，VE や VF などの器質的評価は，限られた医師が行ってきた．近年，高齢化社会による摂食嚥下障害の患者数の増加に伴い，嚥下障害の機器評価の需要が高まりつつある．欧州嚥下障害学会では，2017 年より神経因性嚥下障害及び老人性嚥下障害における嚥下内視鏡の学際的な汎欧州研修カリキュラムの提供・開催を開始した．このプログラムは，2014 年から使用されているドイツの嚥下内視鏡のトレーニングカリキュラムに基づいている．このトレーニングカリキュラムは，このテーマに関心のある全ての臨床家が受講することが可能である．また，医療従事者にとっても，機器を用いた摂食嚥下障害評価の分野で資格を取得し，活動の幅を広げる機会となっている．

　本邦では，医師，歯科医師，看護師，言語聴覚士，理学療法士，作業療法士，栄養士，歯科衛生士など多職種が，摂食嚥下ケアに参加している．VE や VF などの機器を用いた評価は，通常，耳鼻咽喉科やリハビリテーション科の医師または歯科医師が行う．そして，看護師や言語聴覚士が身体診査技術やスクリーニング検査を行い，摂食嚥下ケアの計画を立てることが多い．日本看護協会では，2007 年から「摂食嚥下障害看護認定看護師看護養成カリキュラム」を施行している．カリキュラムでは 1 年間の有償の講義と臨床研修を行い，評価試験による摂食嚥下障害看護認定看護師の認定プログラムを提供している．この教育プログラムでは VE による評価を取り扱っている．

2) 本診療ガイドラインに関連する医療及び介護費用

　米国では，国民一人ひとりが自己の責任で医療保険に加入し維持する，民間保険制度を採用している．米国ではほとんどの人が雇用主を通じて保険に加入している．嚥下障害に対する診断・治療介入の費用は，支払者によってカバーされる．対象となる治療の期間は保険会社によって異なる．プレミア付きの民間保険では，医学的に必要と判断される限り，必要な全ての治療セッションをカバーする．

　本邦では，1961 年に国民皆保険制度が開始され，ほぼ全ての日本人が社会健康保険に加入している．通常，医療費の 3 割を患者が負担するが，75 歳以上の高齢者は 1 割を負担する．70〜74 歳までの高齢者は 2 割負担である．また，経済的に困窮している人，障がい者，乳幼児，子供には医療費の補助がある．**表 3** において，本診療ガイドラインに関連する令和 2 年度時点の診療報酬と介護報酬についてまとめた．1 点は 10 円で換算される．

表3　本診療ガイドラインの内容に関連する診療報酬・介護報酬

項目	点数
診療報酬	
摂食機能療法（1日につき）	1．30分以上の場合　185点 （治療開始から起算して3月以内の患者は1日につき算定，以後は1月に4回） 2．30分未満の場合　130点 （脳卒中患者で摂食機能障害を有し，発症から14日以内に限り15分以上行った場合，1日につき算定）
摂食嚥下支援加算	200点（週1回に限り所定点数に加算， 摂食嚥下支援加算は，摂食機能及び嚥下機能の回復の支援に係る専門知識を有した多職種により構成されたチームの対応によって摂食機能または嚥下機能の回復が見込まれる患者に対して，多職種が共同して必要な指導管理を行った場合に算定）
内視鏡下嚥下機能検査	720点
透視診断	110点
造影剤注入手技　嚥下造影	240点
超音波検査　Aモード	150点
超音波検査　断層撮影　その他（頭頸部等）	350点
介護報酬	
経口維持加算（I）	28単位／日
経口維持加算（II）	5単位／日
経口移行加算	28単位／日

4．摂食嚥下時の誤嚥・咽頭残留のアセスメントと看護ケア

1）アセスメントと看護ケアの目的と方法

　摂食嚥下時の誤嚥・咽頭残留のアセスメントと看護ケアの目的は，食べる活動及び喜びを再度取り戻すことである．したがって，全く食べることができない人は，少しでも食べることができるように，少ししか食べることができない人は，食べる量が増えるように，むせで困る人・誤嚥性肺炎を繰り返す人は，安全に食べることができるようになることを目指す．

　摂食嚥下時の誤嚥・咽頭残留のアセスメントでは，まず，情報を収集し，次に看護ケアの方法として訓練プログラムの立案と実施を行う．情報収集では，原疾患の病態把握や実際の食事観察，摂食嚥下障害のリスクがある人を見つけるスクリーニング検査，内視鏡や造影検査などの画像を用いた関連器官の動的観察を行う．これらの情報を用いて誤嚥・咽頭残留の評価を行い，訓練プログラムの計画を立てる．そして，安全な訓練環境を確保し，全身状態を観察しながら訓練を行う．上述したプロセスを実施するには様々な知識やスキルが必要である．

　また，摂食嚥下時の誤嚥・咽頭残留のアセスメントとケアは，医師，歯科医師，看護師，言語聴覚士，理学療法士，作業療法士，歯科衛生士，薬剤師，診療放射線技師，管理栄養士，栄養士，介護職，医療ソーシャルワーカー，家族などのチームで行っていく．

2）アセスメントに基づく看護ケア選択のためのアルゴリズム

　安全な食事摂取の実現に向けた，身体診査技術，スクリーニング，精査・総合評価，目標設定，実施のケア選択の流れを図4のアルゴリズムで示す．この図4は，AMED（日本医療研究開発機構）研究「アドバンストな看護技術を導入した在宅・介護施設療養者の摂食嚥下・排便を支える多

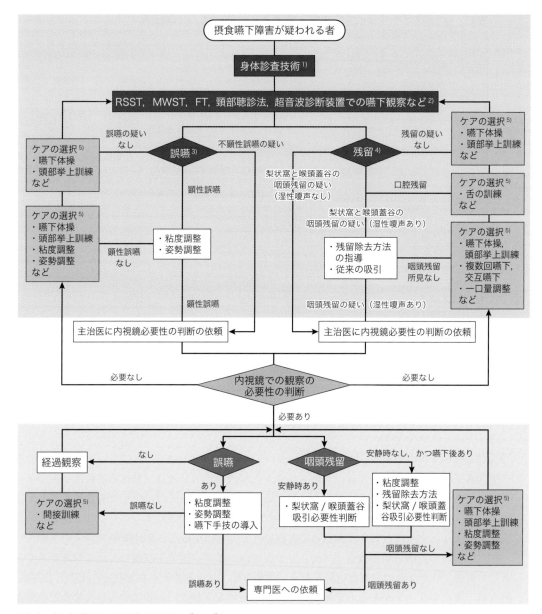

図4 摂食嚥下ケア選択のアルゴリズム

¹⁾：問診・視診・聴診・触診・打診を用いた系統的なアセスメントを指す．The Tronto Bedside Swallowing Screening Test (TOR-BSST), The Mann Assessment of Swallowing Ability (MASA) は一般的にスクリーニングテストとして位置づけられるが，本ガイドラインでは身体診査技術を用いた系統的なアセスメントとして位置づける．
²⁾：反復唾液嚥下テスト（RSST），改訂水飲みテスト（MWST），フードテスト（FT），頸部聴診法，超音波診断装置による観察は，本ガイドラインではスクリーニングテストとして位置づける．
³⁾：RSST，MWST，FT，頸部聴診法または超音波診断装置で確認する．
⁴⁾：MWST，FT，頸部聴診法または超音波診断装置で確認．ただし FT は口腔残留のみの観察とする．
⁵⁾：口腔ケアと栄養管理は全てのケアの選択に共通して含める．

職種連携システムの構築」で開発された．研究では，図4中の「超音波診断装置による観察でのケア選択」と「嚥下内視鏡による観察でのケア選択」においてケアの標準化を試みた．ケアの標準化にあたり用いたアルゴリズムは以下のとおりである．

アルゴリズムの対象は摂食嚥下障害が疑われる者である．本ガイドラインのCQはこのアルゴリズムの流れに沿って立てている．看護師は身体診査技術（問診・視診・聴診・触診・打診）を用いた系統的なアセスメントを実施し症状を把握したうえで，誤嚥と咽頭残留についてのスクリーニングを行う．このガイドラインのシステマティックレビューでは，身体診査技術には，患者・家族への問診から得る情報，摂食嚥下に関わる脳神経系（主に嗅神経，視神経，三叉神経，顔面神経，舌咽神経，迷走神経，副神経，舌下神経），呼吸器系，栄養状態などの身体診査，具体的には顔貌，会話，口唇，顎関節，口腔内，舌，軟口蓋，前口蓋弓，口腔内知覚，喉頭，気管，肺，全身状態について，問診・視診・触診・聴診・打診から得るものを含めた．また，The Toronto Bedside Swallowing Screening Test（TOR-BSST）[16, 17]，The Mann Assessment of Swallowing Ability（MASA）[18]は一般的にスクリーニングテストとして位置づけられるが，この診療ガイドライン作成のために実施されたシステマティックレビューでは身体診査技術に含めた．一方，スクリーニングテストには，反復唾液嚥下テスト（RSST），改訂水飲みテスト（MWST），フードテスト（FT），頸部聴診法，超音波診断装置による観察を含めた．誤嚥の観察を行う場合と咽頭残留の観察を行う場合とで選択するスクリーニングテストが異なる．誤嚥はRSST，MWST，FT，頸部聴診法または超音波診断装置でアセスメントされる．咽頭残留はMWST，頸部聴診法または超音波診断装置で，口腔内残留はFTでアセスメントされる．なお，各スクリーニングの選択の順序は，第一にRSST，第二にMWST及びFT，第三に頸部聴診法または超音波診断装置による観察の順に行うことを推奨するが，対象者の意向やテストを行う環境状況に応じて選択する．超音波診断装置での観察は，スクリーニング検査で異常が疑われる場合は適切なケアの選択がなされるが，それでも問題が改善されない場合は，主治医に内視鏡での観察の必要性の判断が依頼される．主治医が必要ありと判断した場合は医師の指示のもと，内視鏡での誤嚥・咽頭残留の観察の教育を受け，観察技術について指導医より実践可能なレベルであると認められた，摂食嚥下障害看護認定看護師及び，摂食嚥下について専門的な知識と経験を持ち合わせている看護師などが内視鏡を鼻腔から軟口蓋まで挿入し咽頭腔の観察を行う．誤嚥や咽頭残留が観察された場合は適切なケアの選択がなされるが，それでも問題が改善されない場合は，リハビリテーション科の医師など専門医への精査の依頼を行う．

3）アセスメント方法

（1）身体診査技術

問診として療養者・家族・介護者から得る主観的情報，視診・触診・聴診・打診から得る客観的情報からアセスメントを行う．客観的情報には，顔貌，会話，口唇，顎関節，口腔内，舌，軟口蓋，前口蓋弓，口腔内感覚，喉頭，頸部，全身状態における観察項目が含まれる（**表4**）[3]．なお，身体診査技術を行う際，特に呼吸状態を観察する場合には口腔内を適切に清浄化，保湿し，体位ドレナージを行い，咽頭クリアランスを促進した後に評価を行うことが望ましい．

（2）スクリーニングテスト

反復唾液嚥下テスト，改訂水飲みテスト，フードテスト，頸部聴診法，咳テストなどがあり，これらは，療養者の状態に合わせて適切なものを選ぶ．信頼性は，誰がその測定を行っても，何回測定しても，同じ対象者を測定した場合，概ね同じ値，または判定が得られる程度を表す．スクリーニングテストの所要時間，制限，療養者負担とともに，評定者内及び評定者間信頼性は，適切に臨床で使用するために把握しておくべき事項である．**表5**に主なスクリーニング検査の所要時間，制限，療養者負担を示した．臨床では，スクリーニング検査を組み合わせて総合的に摂

表4 客観的情報

観察の視点	観察項目
顔貌	額の皺の左右差，眼瞼の閉眼状態，鼻唇溝の左右差，口角の左右差
会話	声量，声質，構音（バ行，タ行，カ・ガ行）の異常
口唇	閉鎖・横引き（イー）・突出（ウ）の不全
顎関節	開口の状態
口腔内	汚染状況，口臭，残存歯数，義歯の状態や使用状況
舌	凹凸，舌苔，乾燥，安静時の左右差，運動の低下
軟口蓋	カーテン徴候の出現，感覚の低下
前口蓋弓	嚥下反射の低下
口腔内感覚	舌・口唇・頬粘膜・硬口蓋全面・口腔底の感覚の低下
喉頭	喉頭運動（唾液嚥下指示または5 mL 以下の水を利用した命令指示）の不全
頸部	嚥下時の頸部呼吸音の異常
全身状態	血圧・脈拍・呼吸数・体温・体重・胸部呼吸音の異常

表5 スクリーニングテストの所要時間，制限，療養者負担，信頼性

	時間（準備，実施評価，後始末含む）	認知機能低下がある者への実施制限	療養者の負担	評定者内信頼性	評定者間信頼性
反復唾液嚥下テスト（深田, 2006）[19]	30秒〜1分程度	あり	小〜中	r = 0.68	r = 0.95
改訂水飲みテスト（深田, 2006）[19]	2〜3分程度	あまりない〜あり	小〜中	Kappa係数：0.88	Kappa係数：0.82
フードテスト（深田, 2006）[19]	2〜3分程度	あまりない〜あり	小〜中	Kappa係数：0.87	Kappa係数：0.84
TOR-BSST（Martino, 2006; 2009）[16, 17]	10分以下	あまりない〜あり	小〜中	Kappa係数：0.90	ICC = 0.92（95% CI：0.85〜0.96）
頸部聴診法 *（Lagarde, 2016）[20]	左右で2〜3分程度	なし	小	Kappa係数：0.35〜0.55	AC₁：0.46 ICC = 0.68〜0.74 Kappa係数：0.17〜0.28
超音波診断装置	10分程度	なし〜あまりない	小	データなし	データなし
内視鏡 **（Pisegna, 2018）[21]	5分程度	あまりないが，承諾を得ることが難しい場合もある	小	Kappa係数：0.78	ICC = 0.86

AC₁ : agreement coefficient 1
ICC : intraclass correlation coefficients
CI : confidence interval
* 言語聴覚士が行った結果を参考として記載した．看護師が行った結果の報告はない．
** 医師が行った結果を参考として記載した．看護師が行った結果の報告はない．

食嚥下機能を判断している．

　反復唾液嚥下テスト（Repetitive Saliva Swallowing Test：RSST）：このテストは，頸部をやや前屈させた座位姿勢で行う．舌骨部に第2指，喉頭隆起（甲状軟骨）に第3指の指腹を当て，唾液を連続して嚥下するように指示する．30秒の間に，嚥下運動に伴い喉頭隆起部が第3指の指腹を乗り越えて上前方に移動した回数を数える．嚥下回数3回未満は，摂食嚥下障害のリスクありと判定する．

　改訂水飲みテスト（Modified Water Swallowing Test：MWST）：評価方法は表6の通りである．冷水3 mL をディスポーザブル注射器で口腔底に注ぎ，嚥下を指示する．嚥下がない場合や，不顕性誤嚥が疑われる場合は，すぐに終了する．嚥下があり，呼吸が良好であれば，"アー"の声が湿性嗄

表 6　改訂水飲みテスト（Modified Water Swallowing Test：MWST）の評価方法

手技	
1	冷水 3 mL を口腔底に注ぎ嚥下を指示する
2	嚥下後, 反復嚥下を 2 回行わせる
3	評価基準が 4 点以上なら最大 2 試行繰り返す
4	最低点を評点とする
評価基準	
1 点	嚥下なし, むせる and/or 呼吸切迫
2 点	嚥下あり, 呼吸切迫（不顕性誤嚥の疑い）
3 点	嚥下あり, 呼吸良好, むせる and/or 湿性嗄声
4 点	嚥下あり, 呼吸良好, むせない
5 点	4 に加え, 反復嚥下が 30 秒以内に 2 回可能

表 7　フードテスト（Food Test：FT）の評価方法

手技	
1	嚥下訓練用のゼリー約 4 g を舌背前部に置き嚥下を指示する
2	嚥下後, 反復嚥下を 2 回行わせる
3	評価基準が 4 点以上なら最大 2 試行繰り返す
4	最低点を評点とする
評価基準	
1 点	嚥下なし, むせる and/or 呼吸切迫
2 点	嚥下あり, 呼吸切迫（不顕性誤嚥の疑い）
3 点	嚥下あり, 呼吸良好, むせる and/or 湿性嗄声, 口腔内残留中等度
4 点	嚥下あり, 呼吸良好, むせない, 口腔内残留ほぼなし
5 点	4 に加え, 反復嚥下が 30 秒以内に 2 回可能

声であるかどうかを確認する. むせや湿性嗄声がある場合は, 直ちに終了し, 3 点と評価する. むせや湿性嗄声がない場合は, "飲み込んで" と合図し 2 回嚥下を促す. 30 秒以内に 2 回嚥下できる場合は 5 点, できない場合は 4 点と評価する. 冷水を嚥下する前の声質を把握するため, 試行前に発声をさせる. 評価が 4 点以上の場合 2 回試行し, 最も悪い値を評点とする. なお, 口腔環境, 特に舌咽神経・迷走神経支配領域の清浄をテストを行う前に保っておくことが重要である. また, 飲水テストには改訂水飲みテスト以外にも飲水の量を変化させた様々な方法がある. 一般的に, 飲水テストでは段階的に水の量を増やし, 誤嚥しないで嚥下できるかをアセスメントする. また, 咀嚼に繋がる舌運動をアセスメントするために, 水を上唇に付けて舌が出てくるか, など舌の動きも観察することがある.

　The Toronto Bedside Swallowing Screening Test（TOR-BSST）：2009 年にカナダの Martino らが開発した, 脳卒中患者用の摂食嚥下障害スクリーニングテストである. 最初に身体診査技術（発声, 舌の動き, 咽頭知覚）を行い, その後 5 mL の水飲みを 10 回試行し, さらにコップから一口摂取し声の変化やむせについて観察を行う. 実施者は所定の研修を受ける必要がある.

　フードテスト（Food Test：FT）：評価方法は表 7 の通りである. ティースプーンを用いて嚥下訓練用のゼリー約 4 g を舌背前部に置き, 嚥下を指示する. 検査の実施方法や判定方法は, MWST と同様であるが, 嚥下後の口腔内残留が評価対象となっている点が異なる. 嚥下後に口腔内残留が中等度あれば 3 点, むせずに飲み込むことができ口腔内残留がなければ 4 点以上と評価する. 評

価が4点以上の場合2試行実施し，最も悪い値を評点とする．フードテストも，口腔環境，特に舌咽神経・迷走神経支配領域の清浄をテストを行う前に保っておくことが重要である．

頸部聴診法（Cervical auscultation）：食塊を嚥下する際に咽頭部で生じる嚥下音ならびに嚥下前後の呼吸音を頸部より聴診し，嚥下音の性状，長さ及び呼吸音の性状や発生するタイミングを聴取して，療養者の咽頭期における嚥下障害の有無を判定する方法である．嚥下反射前に咽頭へ食物が流れ込む音，喘鳴，咳，湿性嗄声などが聴診された場合は異常を疑う．

咳テスト：霧化した咳誘発物質（1%クエン酸生理食塩水溶液）を吸入させ，咳嗽反射の有無や回数を評価する検査法である．咳テストは喉頭・気管の刺激に対する反応性，すなわち不顕性誤嚥のリスクをスクリーニングするものである．今回のガイドラインの対象である摂食嚥下時の誤嚥・咽頭残留のアセスメントでは使用しない．

これらに加えて質問票を用いて摂食嚥下障害のスクリーニングを行うことがある．質問票を用いて調べると効率よく摂食嚥下障害の症状をチェックできる．スクリーニング質問票には，聖隷式嚥下質問紙，嚥下障害リスク評価尺度改訂版，Eating Assessment Tool -10（EAT-10）などがある．質問票は主訴・病歴の確認後に用いることが多い．また，質問票への回答から得られた情報をもとにさらに詳細な身体診査技術を実施することもある．

聖隷式嚥下質問紙：ここ2，3年の摂食嚥下の状態について評価する15項目の自記式質問紙である．自己記入が困難な場合は，家族などが記入することも可能である．15項目の内訳は肺炎の既往1項目，栄養状態1項目，咽頭機能5項目，口腔機能4項目，食道機能3項目，声門防御機構1項目である．回答は，A：重い症状，頻度の多い症状，B：軽い症状，頻度の少ない症状，C：症状なし，から選択する．Aが1つ以上あれば「摂食嚥下障害あり」と判定する．一方，Aはないがβが1つでもあれば「摂食嚥下障害の疑いあり」と判定する．Cのみであれば「摂食嚥下障害の可能性は低い」と判定する．

嚥下障害リスク評価尺度改訂版：地域で生活する高齢者を対象に，嚥下障害リスクを自覚症状からスクリーニングするために開発された23項目の質問紙である．ここ3か月くらいの食事中の自覚症状について回答する．23項目の内訳は咽頭期の嚥下障害7項目，誤嚥5項目，準備・口腔期の嚥下障害8項目，食道期の嚥下障害3項目である．回答は，3点：いつもある，2点：時々ある，1点：まれにある，0点：ほとんどない，から選択する．合計得点が6点以上を嚥下障害リスクありとする．

EAT-10：摂食嚥下障害に関連する自覚症状についての10項目の質問項目で構成されている．各項目0点（問題なし）から4点（非常に問題あり）の5段階で回答する．合計点が3点以上あれば摂食嚥下障害の疑いありとする．

The Mann Assessment of Swallowing Ability（MASA）：2002年に米国で開発された急性期の脳卒中患者の摂食嚥下機能評価法であり，誤嚥と嚥下障害を判定するスクリーニングテストである．2014年にMASA日本語版嚥下障害アセスメントが作成され[18]，24項目で構成されている．内訳は嚥下器官の機能，意識，協力動作，聴覚理解，失語，構音障害，呼吸機能の評価である．嚥下障害と誤嚥それぞれの判定基準は**表8**の通りである．

さらに近年，超音波診断装置を用いた観察，内視鏡を用いた観察による摂食嚥下時の誤嚥・咽頭残留のスクリーニングも行われるようになってきている．

超音波診断装置では，普段摂取している食品を用いて，嚥下の様子をエコー画像にて観察することができ，画像処理をすることで，誤嚥や咽頭残留を観察することが可能である．誤嚥や咽頭残留を観察する場合，主な撮像対象部位は気道，梨状窩，喉頭蓋谷である．超音波診断装置によ

表 8　The Mann Assessment of Swallowing Ability（MASA）の判定基準

点数		嚥下障害
178〜200 点	正常	嚥下の異常は認められない
168〜177 点	あるかもしれない	嚥下の要素のうち少なくとも遅延，障害，不十分さのなかの一つに異常があり，食塊形成や運搬に悪影響を及ぼし，嚥下障害と誤嚥のリスクが軽度上昇すると思われる場合
139〜167 点	可能性は高い	嚥下の要素のうち遅延，障害，不十分さなどのうちいくつかに異常があり，嚥下障害と誤嚥のリスクが中等度上昇する
138 点以下	確実	嚥下の臨床評価において，5 項目以上の異常（遅延,障害,不十分さ）があり，嚥下障害と誤嚥のリスクが大きく上昇する．呼吸障害，窒息，咳嗽，皮膚色の変化，湿性嗄声，口腔・咽頭通過時間の遅延などが直接観察される場合も含む
点数		誤嚥
170〜200 点	可能性は低い	嚥下の異常は特定できない
149〜169 点	あるかもしれない	嚥下の要素のうち少なくとも遅延，障害，不十分さのなかの一つに異常があり，食塊形成や運搬に悪影響を及ぼし，食塊の気道流入リスクが軽度上昇すると思われる場合
141〜148 点	可能性は高い	嚥下の要素のうち遅延，障害，不十分さなどのうちいくつかに異常があり，食塊の気道流入リスクが中等度上昇する
140 点以下	確実	嚥下の臨床評価において，いくつか（通常は 5 項目以上）の異常（遅延，障害，不十分さ）があり，食塊の気道流入リスクが大きく上昇する．呼吸障害の直接的な観察，窒息，チアノーゼ，ガラガラという音，あるいは不十分な喀出物などが直接観察される場合も含む

る観察は低侵襲な観察方法で，誤嚥の有無・咽頭残留の有無が確認できる．超音波診断装置による観察をまず行い，さらに詳細な観察が必要と考えられる場合は内視鏡での観察に進むことが望ましい．超音波診断装置，内視鏡により誤嚥・喉頭侵入・咽頭残留が観察された場合はこれらを予防・軽減するためのケアとして食物や液体の粘度調整，食事・飲水姿勢の調整，梨状窩吸引などを行う．

　内視鏡による観察では，鼻咽喉ファイバースコープ（電子スコープ）を経鼻的に挿入し，咽頭腔内を直接観察する．これにより，器質性病変，誤嚥・喉頭侵入・咽頭残留の観察が可能となる．特に，残留観察時には残留部位を直接観察しながら残留物を吸引できるというメリットがある．ただし，内視鏡の視野範囲，咽頭・喉頭の構造による死角などにより気道内の誤嚥物の確認ができない場合がある．

（3）精査・総合評価

　嚥下内視鏡検査（Videoendoscopic examination of swallowing：VE）：鼻咽頭ファイバースコープ（電子スコープ）を経鼻的に挿入し，形態的異常及び嚥下動態，誤嚥や咽頭残留の有無を観察する．スクリーニングでの用途とは異なり，摂食嚥下障害全般の診断・総合評価，具体的には経口摂取の可能性判定や摂食嚥下障害に対する代償法の決定が目的である．

　嚥下造影検査（Videofluoroscopic examination of swallowing：VF）：造影剤を添加した調整食品を用い，その嚥下の様子を X 線透視装置により観察する．VE 同様に，形態的異常，機能的異常，残留が観察できるほか，誤嚥も観察が可能である．また，経口摂取の可能性・安全な範囲の摂食条件の判定，摂食嚥下障害に対する代償法の決定もすることができる．VE に比べて，口腔から食道までを観察できるメリットがある一方で，被曝により，透視時間や実施回数に制限があり，頻回な観察には不向きである．

　嚥下 CT（Computed tomography：CT）：造影剤を添加した調整食品を用いた嚥下の様子を dynamic volume scan と呼ばれる連続スキャン法にて観察する方法である．軟組織，骨，気道表面，造影剤の

volume rendering 像を作成することで，嚥下の三次元描出及び動態解析・動的観察が可能であり，形態的異常，機能的異常，残留が観察できるほか，誤嚥も観察が可能である．三次元で観察できることから，嚥下中の喉頭閉鎖状況や，喉頭閉鎖に関連する器官の動きやタイミングを評価できる．一方で，被曝により，透視時間や実施回数に制限があり，頻回な観察には不向きである．

　超音波検査（Ultrasonography：US）：スクリーニングでの用途とは異なり，摂食嚥下に関連する筋肉の形態評価と嚥下運動評価に使用する．筋肉の形態評価として舌や舌骨上筋群の評価が可能である．嚥下運動は，嚥下時の舌運動や舌骨喉頭運動，舌骨周囲筋の収縮を評価できる．

　嚥下圧検査：食道入口部の弛緩状態や咽頭収縮力を圧力の変化としてとらえる方法である．圧トランスデューサー付きカテーテルを経鼻的に咽頭から食道に挿入し，咽頭内圧ならびに食道内圧を測定する．

　筋電図検査：嚥下関与筋の収縮状態や活動パターンを評価する．表面筋電図が摂食嚥下の分野でよく用いられる．収縮を確認したい筋肉のある体表面に表面電極を貼付し，被検者に随意的に筋肉を動かすように指示する．得られた波形を解析することで，筋の協調運動を評価する．

　上記の精査を行うことで，摂食嚥下障害の重症度と誤嚥の分類が可能となる．

　重症度分類には，様々なものがあるが，本邦で使用される頻度の高い分類には，臨床的重症度分類，摂食状態スケール，摂食嚥下能力グレード，摂食状況のレベルなどがある．海外では米国で開発された Functional Oral Intake Scale（FOIS）がある．

　摂食嚥下障害臨床的重症度分類（Dysphagia Severity Scale：DSS）：7段階の分類で，口腔・咽頭機能の評価を行う．誤嚥がなければ7（正常範囲）～5（口腔問題）に重症度が分類され，誤嚥がある場合には4（機会誤嚥）～1（唾液誤嚥）に分類される．

　摂食状態スケール（Eating Status Scale：ESS）：DSS で口腔・咽頭機能を評価し，実際の摂食状況を評価するために，本スケールが作成された．摂食状態と医学的安定性について，5段階で評価する．摂食状態は，5～4（経口—調整　有・無），3～2（経口と経管併用），1（経管のみ），医学的安定とは，過去1～2か月の誤嚥性肺炎，窒息，脱水，低栄養について問題がないことを指す．

　摂食嚥下能力グレード：摂食嚥下の能力を10段階で評価する．10（正常の摂取嚥下能力）は正常，9（常食の経口摂取可能，臨床的観察と指導を要する）～7（嚥下食で，3食とも経口摂取）は軽症（経口のみ）と分類される．6（3食経口摂取プラス補助栄養）～4（楽しみとしての摂取は可能）は中等症（経口と補助栄養），3（条件が整えば誤嚥は減り，摂取訓練が可能）～1（嚥下困難または不能，嚥下訓練適応なし）は重症（経口不可）と分類される．

　摂食状況のレベル（Food Intake Level Scale：FILS）：摂食嚥下能力グレードを作成した同一研究者が開発した．実際「している」状況を摂食場面や1日の摂取状況を観察して10段階で評価する．摂食状況が経口摂取のみであって摂食嚥下に関する問題がなければレベル10と評価され，さらに，レベル9（食物の制限はなく，3食経口摂取している）からレベル7（嚥下食で，3食とも経口摂取）に分類される．経口摂取と代替栄養の場合にはレベル6（3食の嚥下食経口摂取が主体で不足分の代替栄養を行っている）からレベル4（1食分未満の（楽しみレベルの）嚥下食を経口摂取しているが，代替栄養が主体）に分類され，経口摂取なしの場合にはレベル3（ごく少量の食物を用いた嚥下訓練を行っている）からレベル1（嚥下訓練を行っていない）に分類される．

　Functional Oral Intake Scale（FOIS）：実際の摂食状況を評価する．レベル7（特に制限なく全て経口摂取）からレベル1（経口摂取なし）の7段階ある．

　Penetration-Aspiration Scale（PAS）：8段階ある．VF結果をもとに，食物の侵入の深さ及び排出の有無で評価する．食物が気道に流入するが声帯上までとどまる場合を喉頭侵入，声帯を越えて気

管に流入する場合を誤嚥という．1は気道に入らない，2（声帯よりも上方の気道に入るが，気道から排出される）から5（気道に入り声帯に接し，気道から排出されない）が喉頭侵入，6（声帯よりも下方の気道に入るが，声帯より上方まで排出される）から8（声帯よりも下方の気道に入るが，むせが生じない）が誤嚥，8は不顕性誤嚥と分類される．

5. 摂食嚥下時の誤嚥・咽頭残留のアセスメントに基づく看護ケア選択

摂食嚥下時の誤嚥・咽頭残留のアセスメントに基づく看護ケアとは，誤嚥性肺炎の予防と摂食嚥下リハビリテーション（嚥下訓練）を含む．

1) 誤嚥性肺炎の予防

食事に伴う誤嚥を予防するには，食形態の調整や姿勢などの代償法の利用，適切な介助が必要である．唾液による誤嚥を予防するには，口腔ケア，咽頭残留物を吸引する梨状窩吸引などが必要である．また，誤嚥をした際に必要な咳など分泌物の喀出能力の改善をはかることも必要である．

2) 摂食嚥下リハビリテーション（嚥下訓練）

摂食嚥下リハビリテーションは，食物を用いない間接訓練と食物を用いる直接訓練に分けられ，摂食嚥下障害の種類や重症度などに応じて選択される．

間接訓練は，嚥下関連筋群の運動などが含まれ，食物を用いないため基本的には安全である．口腔ケア，頸部・下顎・口唇・舌・頬の運動，前口蓋弓冷圧刺激，頭部挙上訓練（シャキア・エクササイズ），ブローイング，プッシング・プリング訓練などがある．嚥下手技は，嚥下運動の一部を随意的に調整してより安全な嚥下を促進するものであり，その代表的なものにメンデルソン手技，息こらえ嚥下（supraglottic swallow），努力嚥下（effortful swallow）などがある．繰り返し実施することで筋力増強にもなるため，間接訓練として繰り返し実施し，誤嚥や咽頭残留を防ぐ効果が確認されれば直接訓練のなかで実施する．

直接訓練は，実際に食物を摂取することで行われ，食事の姿勢や食形態の調整，一口量，嚥下方法などを工夫し，最大限に誤嚥や咽頭残留を予防する措置を講じて行われる．食形態の調整はスクリーニングテスト，画像を用いた検査によるアセスメントに基づき決定されるが，安全性に留意しつつできる限り咀嚼嚥下を目指す．これは，咀嚼によって唾液が分泌し，食塊形成を助け味覚感受も高まるからである．さらには，嚥下筋群の活動も得ることができる．

誤嚥を予防するために，嚥下の意識化，頭部屈曲・頸部屈曲などの姿勢，息こらえ嚥下などの嚥下方法を行う．咽頭残留がある場合は，嚥下前に患側（残留側）に頸部を回旋し健側（非残留側）に食塊を誘導する，液体と固体を交互に嚥下する，複数回嚥下などの嚥下方法などが行われる．また，嚥下後の咽頭残留を除去するために，非残留側に頸部を回旋し，空嚥下を行う．

文献
1) 日本呼吸器学会 編．成人肺炎診療ガイドライン 2017．一般社団法人 日本呼吸器学会，東京，2017.
2) Marik PE. Aspiration pneumonitis and aspiration pneumonia. N Engl J Med 2001; **344**(9): 665-671.
3) 鎌倉 やよい 編．嚥下障害ナーシング　フィジカルアセスメントから嚥下訓練へ．医学書院，東京，2000.
4) 馬場 元毅，鎌倉 やよい 編・著．深く深く知る 脳からわかる　摂食・嚥下障害，学研メディカル秀潤社，東京，2013.

5) Logemann JA. Evaluation and treatment of swallowing disorders, second edition, PRO-ED, Texas, 1998.

6) Serra-Prat M, Hinojosa G, Lopez D, et al. Prevalence of oropharyngeal dysphagia and impaired safety and efficacy of swallow in independently living older persons. J Am Geriatr Soc 2011; **59**(1): 186-187.

7) Yang EJ, Kim MH, Lim JY, et al. Oropharyngeal dysphagia in a community-based elderly cohort: the Korean longitudinal study on health and aging. J Korean Med Sci 2013; **28**(10): 1534-1539.

8) Carrion S, Cabre M, Monteis R, et al. Oropharyngeal dysphagia is a prevalent risk factor for malnutrition in a cohort of older patients admitted with an acute disease to a general hospital. Clin Nutr 2015; **34**(3): 436-442.

9) Cabre M, Almirall J, Clave P. Aspiration pneumonia: management in Spain. Eur Geriatr Med 2011; **2**(3): 180-183.

10) Park YH, Han HR, Oh BM, et al. Prevalence and associated factors of dysphagia in nursing home residents. Geriatr Nurs 2013; **34**: 212-217.

11) Sarabia-Cobo CM, Pérez V, de Lorena P, et al. The incidence and prognostic implications of dysphagia in elderly patients institutionalized: A multicenter study in Spain. Appl Nurs Res 2016; **30**: e6-9.

12) 厚生労働統計協会 編．国民衛生の動向 2016/2017，一般財団法人厚生労働協会，東京，2017.

13) Morimoto K, Suzuki M, Ishifuji T, et al. The burden and etiology of community-onset pneumonia in the aging Japanese population: A multicenter prospective study. PLos One 2015; **10**(3): e0122247.

14) Teramoto S, Fukuchi Y, Sasaki K, et al. High incidence of aspiration pneumonia in community-and hospital-acquired pneumonia in hospitalized patients: A multicenter, prospective study in Japan. J Am Geriatric Soc 2008; **56**(3): 577-579.

15) 山脇 正永．エビデンスからみた嚥下障害と肺炎リスク因子．嚥下医学 2017; **6**(1): 6-12.

16) Martino R, Nicholson G, Teasell R, et al. Silver F, Diamant N. Interrater reliability of the toronto bedside swallowing screening test (TOR-BSST (c)). Dysphagia 2006; **21**(4): 330-330.

17) Martino R, Silver F, Teasell R, et al. The Toronto Bedside Swallowing Screening Test (TOR-BSST): development and validation of a dysphagia screening tool for patients with stroke. Stroke 2008; **40**(2): 555-561.

18) Giselle Mann 著，藤島 一郎 監訳・著．MASA 日本語版嚥下障害アセスメント，医歯薬出版，東京，2014.

19) 深田 順子，鎌倉 やよい，万歳 登茂子ほか．高齢者における嚥下障害リスクに対するスクリーニングシステムに関する研究．日本摂食・嚥下リハビリテーション学会雑誌 2006; **10**(1): 31-42.

20) Lagarde ML, Kamalski DM, van den Engel-Hoek L. The reliability and validity of cervical auscultation in the diagnosis of dysphagia: a systematic review. Clin Rehabil 2016; **30**(2): 199-207.

21) Pisegna JM, Borders JC, Kaneoka A, et al. Reliability of untrained and experienced raters on FEES: rating overall residue is a simple task. Dysphagia 2018; **33**(5): 645-654.

Part 2.

各 CQ の推奨文とシステマティックレビュー

CQ 1

摂食嚥下障害が疑われる 18 歳以上の者に対して，身体診査技術（問診・視診・聴診・触診・打診）を用いた系統的なアセスメントを行うとよいか．ここでは CQ 3，4，5，6 との重複を避けるため，反復唾液嚥下テスト（RSST），改訂水飲みテスト（MWST），フードテスト（FT）または頸部聴診法のみのアセスメントは含めない．

1）推奨文

○摂食嚥下障害が疑われる 18 歳以上の者に対して，身体診査技術（問診・視診・聴診・触診・打診）を用いた系統的なアセスメントによる誤嚥のアセスメントを実施することを提案する．

GRADE 2C（推奨の強さ：弱，エビデンスの確実性（強さ）：弱）

［付帯事項］水分の命令嚥下など指示動作の理解を要する観察項目を含める場合は，意識障害や重度の認知機能障害を有する者への適用について注意が必要である．

2）背景・目的

　摂食嚥下リハビリテーションにおいて特別な機器を必要としない身体診査技術（問診・視診・聴診・触診・打診）を用いた系統的なアセスメントは在宅・療養施設でも容易に実施でき広く行われている．

　身体診査技術は主観的情報と客観的情報を統合して行われる．主観的情報は，療養者・家族への病歴に関連する問診，先行期・準備期・口腔期・咽頭期・食道期に関連する問診，呼吸や栄養状態などの全身状態に関する問診から得る．その問診の結果を踏まえながら，客観的情報は，摂食嚥下に関わる脳神経系（主に嗅神経，視神経，三叉神経，顔面神経，舌咽神経，迷走神経，副神経，舌下神経），呼吸器系，栄養状態などの身体診査，具体的には顔貌，会話，口唇，顎関節，口腔内，舌，軟口蓋，前口蓋弓，口腔内感覚，喉頭，気管，肺，全身状態について，視診・触診・聴診・打診から得る[1]．

　身体診査技術は，反復唾液嚥下テスト（RSST），改訂水飲みテスト（MWST），フードテスト（FT），咳テストなどのスクリーニング検査の前に行われることが多く，脳神経系や呼吸器系等の身体診査は，指示動作の理解が難しい意識障害のある療養者，認知機能障害のある療養者の摂食嚥下機能をアセスメントすることができる．しかし，実際の臨床で用いられる身体診査技術は実施者，内容が多様でありアセスメントの感度・特異度について明らかでない．そこで国内外の文献から身体診査技術による摂食嚥下障害のアセスメントの感度・特異度について検証した．感度・特異度を確認する参照基準は，嚥下造影検査（Videofluoroscopic examination of swallowing：VF）または嚥下内視鏡検査（Videoendoscopic evaluation of swallowing：VE）とした．

3）解説

　本システマティックレビューでは身体診査技術による摂食嚥下障害のアセスメントの感度・特異度について検証した．エビデンスの選択基準は，横断観察研究またはコホート研究とした．システマティックレビューに用いた論文は，23 論文であった．うち，誤嚥の検出における感度・特

—— 42 ——

異度をアウトカムとした論文は 22 文献 [2~23]，肺炎発症の予測の検出感度・特異度をアウトカムとした論文は 1 文献であった [24]．咽頭残留の検出における感度・特異度をアウトカムとした論文は 0 文献であった．誤嚥の検出における感度・特異度をアウトカムとした 22 文献のうち，MASA（The Mann Assessment of Swallowing Ability）を用いた文献が 3 件 [7, 11, 21]，TOR-BSST（Toronto Bedside Swallowing Screening Test）を用いた文献が 2 件 [17, 22]，酸素飽和度を評価に用いた文献が 2 件あった [3, 17]．客観的情報としては，口唇閉鎖，舌運動，声質，喉頭挙上，咳嗽，意識レベル，認知機能，肺炎の既往，食事摂取状況，随意嚥下，構音障害，咽頭反射，鼻咽腔閉鎖，咬合，表情，舌筋の強さ，口腔内残留，咳払い，活気，水分または食物嚥下時のむせ，窒息，声質の変化などが指標として用いられていた．肺炎発症の検出感度・特異度をアウトカムとした文献では口蓋反射*（前口蓋弓を刺激して軟口蓋の挙上を観察），喉頭運動，咽頭残留物，口唇閉鎖，舌運動が指標として用いられていた．

　*嚥下反射以外に口腔，咽頭の刺激により引き起こされる反射として，口蓋反射と咽頭絞扼反射がある．

　咽頭絞扼反射：舌圧子などで舌根部や咽頭粘膜を押さえると，咽頭収縮筋の収縮による咽頭閉鎖，軟口蓋の挙上及び舌の後退などが起こる．

　誤嚥の検出における感度・特異度をアウトカムとした 22 文献についてメタアナリシスを行った．統合した感度は 0.82（95% Confidence interval（CI）：0.72~0.89），特異度は 0.76（95%CI：0.69~0.83）であった．ここで，①水分の命令嚥下や食物嚥下，問診といった指示理解を必要とする観察項目を含む文献 [2~6, 8, 9, 12~15, 17~23]，②指示理解を必要とする観察項目を含まない文献 [7, 10, 11, 16] に分けてメタアナリシスを行い，誤嚥の検出感度・特異度について統合した感度・特異度を算出した．各文献の身体診査技術項目について**表 1**にまとめた．その結果，指示理解を必要とする観察項目を含む文献は 18 件であり，統合した感度は 0.84（95%CI：0.74~0.91），特異度は 0.71（95%CI：0.64~0.77）であった．指示理解を必要とする観察項目を含まない文献は 4 件であり，統合した感度は 0.64（95%CI：0.32~0.88），特異度は 0.91（95%CI：0.82~0.96）であった．評定者内信頼性については TOR-BSST で級内相関係数は 0.92 であった．評定者間信頼性については MASA（The Mann Assessment of Swallowing Ability）で Kappa 係数は 0.75 であった．他の身体診査技術の文献については評定者内・評定者間信頼性ともに記載がなかった．

　肺炎をアウトカムとした 1 件の研究 [24] では，入院第 2 病日での肺炎発症をアウトカムとした場合の感度は 0.86，特異度は 0.71，入院第 4 病日での肺炎発症をアウトカムとした場合の感度は 0.75，特異度は 0.67 であった．それぞれの評価指標の評定者間一致率は 82.0~95.3% であった．

　以上から，身体診査技術による誤嚥のアセスメントの感度・特異度は，飲水テストなど指示理解を必要とする観察項目を含む場合は含まない場合に比べ，誤嚥の検出における感度・特異度について感度は高くなるが特異度は低くなる．誤嚥性肺炎症の予測感度・特異度については入院第 2 病日での予測の感度・特異度は感度・特異度ともに高いが第 4 病日は感度・特異度ともにそれほど高くない．これらの研究はそれぞれ評価指標が異なり，評価指標や評価者によって感度・特異度のばらつきが大きい．また，身体診査技術の評価者が参照基準である VF または VE を実施している場合，VF または VE の評価者が身体診査技術の結果を知っている場合，も含まれており，バイアスリスクとなり得る．アウトカムが誤嚥の感度・特異度の場合，不精確さ，出版バイアスはともに「なし」と判断した．アウトカムが誤嚥性肺炎症の予測感度・特異度の場合は，不精確さ，出版バイアスはともに「なさそう」と判断した．以上よりエビデンスの確実性は「弱」とした．

表 1　論文で使用された身体診査技術一覧

論文	身体診査技術の内容
Mann, 2000 [21]	MASA
González, 2011 [7]	MASA
Ohira, 2017 [11]	MASA
Toscano, 2019 [17]	飲水テスト（TOR-BSST），喉頭挙上，SpO_2
Martino, 2009 [22]	飲水テスト（TOR-BSST）
Ramsey, 2006 [3]	口唇閉鎖，舌運動，声質，飲水テスト，SpO_2
Yousovich, 2018 [4]	咳嗽，声質，窒息（飲水テスト）
Newton, 1994 [19]	自覚症状，意識レベル，飲水テスト
Baylow, 2009 [2]	肺炎の既往，口腔期・咽頭期，など28項目の観察，飲水テスト
Baumann, 2017 [13]	口腔機能，声質，飲水テスト
Smith, 2009 [15]	認知機能，咳，飲水テスト
Vogel, 2017 [5]	問診，病歴，摂取状況，飲水テスト
Zhou, 2011 [8]	神経学所見，随意嚥下，構音障害，咽頭反射，口蓋閉鎖，飲水テスト
Mandysova, 2011 [9]	咬合，舌，表情筋，肩，飲水テスト
Edmiaston, 2014 [18]	意識レベル，表情筋，舌，口蓋，飲水テスト
Branco, 2019 [20]	口唇閉鎖，口唇からの漏れ，口腔期の延長，口腔内残留，複数回嚥下，喉頭挙上，頸部聴診法，飲水テスト
Daniels, 1997 [6]	顔貌，口唇，顎関節，舌，カーテン徴候，声，構音，絞扼反射（gag reflex），咳払い，嚥下後の咳，飲水テスト
Nishiwaki, 2005 [12]	口唇閉鎖，舌運動，口蓋，咽頭反射，声質（飲水テスト），発話機能　数値は飲水テストのみの結果
Daniels, 2016 [16]	活気，構音障害，声質，咳，飲水テスト
Hey, 2013 [14]	器質性構音障害，湿性嗄声，舌運動，舌筋の強さのうち3つ
Keage, 2017 [10]	咽頭反射，呼吸，口唇，口蓋，喉頭機能，舌，認知
Mortensen, 2016 [23]	顔面の観察，唾液嚥下
山根, 2015 [24]	口蓋反射，喉頭運動，咽頭残留物，口唇閉鎖，舌運動

　推奨決定のためのパネル会議では，エビデンスの確実性に加えて，費用，対象者の意向，対象者への負担，評価方法の信頼性と実施可能性，システマティックレビューの対象研究の非直接性について主に議論がなされた．身体診査技術は検査食を用いずに行う場合はコストがほとんどかからず，患者にとって苦痛は少ない．水分，食物を用いずに観察を行う場合は誤嚥のリスクも非常に低い．また，用いる食物が療養者の嗜好に合わない場合を除き，身体診査技術の実施が療養者の意向から大きく外れる場合はあまりないと考えられる．ただし，身体診査技術には経験を要し教育が必要なこと，システマティックレビューの対象となった研究では，アセスメントの実施者が言語聴覚士であったこと，主に急性期の脳卒中患者を対象としていたことから，結果の信頼性と実施可能性については注意が必要と考えられた．投票の結果，7名中5名が「実施することに対する弱い推奨」，2名が「実施することに対する強い推奨」に投票し，71％の賛成をもって，「実施することに対する弱い推奨」に決定した．

　以上から，本CQに対する推奨とエビデンスの強さは，GRADE 2C（推奨の強さ：弱，エビデンスの確実性（強さ）：弱）とする．

　診療ガイドラインの適用にあたっての促進要因は，身体診査技術は特別な機器を使用せずとも実施できるということが挙げられる．阻害要因はアセスメント実施には経験を要し教育が必要なことが挙げられる．

4）データベース検索結果

aspiration pneumonia, aspiration, bedside assessment, bedside evaluation, bedside screen, clinical assessment, deglutition disorder, dysphagia, physical assessment, physical examination, pneumonia, predictive value, 嚥下障害, 嚥下性肺炎, 吸引性肺炎, 誤嚥性肺炎, 身体検査, 身体診査, スクリーニング, 肺炎–誤嚥性, 評価, フィジカル・アセスメント, フィジカルアセスメント, ベッドサイド・アセスメント, ベッドサイドアセスメント, 理学的検査, をキーワードとした. データベースは PubMed（2019 年 8 月 31 日まで）, Embase（2019 年 8 月 31 日まで）, CINAHL（2019 年 8 月 31 日まで）, Cochrane Library（2019 年 8 月 31 日まで）及び医学中央雑誌（2019 年 8 月 31 日まで）, を用いた. その結果 1,090 件の研究が同定され, スクリーニングの結果 23 件の観察研究を採用した. データベース検索式は付録に含めた.

5）文献検索フローチャート

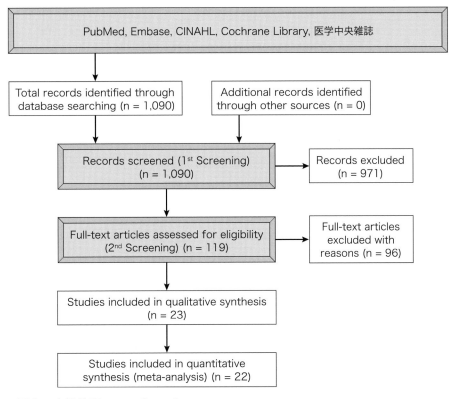

図 1　文献検索フローチャート

6) 二次スクリーニング後の一覧表

表2　二次スクリーニング後の一覧表

文献	研究デザイン	P	インデックス検査	参照基準	O	除外	コメント
Ramsey, 2006	横断観察研究	脳卒中急性期の患者	口唇閉鎖，舌運動，声質，飲水テスト，SpO₂	VF	誤嚥検出の感度・特異度		
Toscano, 2019	横断観察研究	脳卒中発症後72時間以内の患者	飲水テスト（TOR-BSST），喉頭挙上，SpO₂	VE	誤嚥検出の感度・特異度		
Martino, 2009	横断観察研究	脳卒中患者	飲水テスト（TOR-BSST）	VF	誤嚥検出の感度・特異度		
Mann, 2000	コホート研究	脳卒中初発であり急性の患者	MASA	VF	誤嚥検出の感度・特異度		
González, 2011	横断研究	嚥下障害者	MASA	VF	誤嚥検出の感度・特異度		
Ohira, 2017	横断研究	脳の損傷（外傷，脳卒中含む）を生じた患者	MASA	VF	誤嚥検出の感度・特異度		
Yousovich, 2018	横断研究	嚥下障害者	咳嗽，声質，窒息（飲水テスト）	VE	誤嚥検出の感度・特異度		
Newton, 1994	横断研究	脳腫瘍患者で嚥下障害のある患者	自覚症状，意識レベル，飲水テスト	VF	誤嚥検出の感度・特異度		
Baylow, 2009	横断研究	脳卒中急性期の患者	肺炎の既往，口腔期・咽頭期，など28項目の観察，飲水テスト	VF	誤嚥検出の感度・特異度		
Baumann, 2017	横断研究	肺移植後の患者	口腔機能，声質，飲水テスト	VE/VF	誤嚥検出の感度・特異度		
Smith, 2009	横断研究	虚血性脳卒中患者	認知機能，咳，飲水テスト	VE/VF	誤嚥検出の感度・特異度		
Vogel, 2017	横断研究	神経変性疾患患者	問診，病歴，摂取状況，飲水テスト	VF	誤嚥検出の感度・特異度		
Zhou, 2011	横断研究	脳卒中患者	神経学的所見，随意嚥下，構音障害，咽頭反射，口蓋閉鎖，飲水テスト	VF	誤嚥検出の感度・特異度		
Mandysova, 2011	横断研究	嚥下障害患者	咬合，舌，表情筋，肩，飲水テスト	VE	誤嚥検出の感度・特異度		
Hey, 2013	横断研究	頭頸部がん術後患者	器質性構音障害，湿性嗄声，舌運動，舌筋の強さのうち3つ	VE	誤嚥検出の感度・特異度		
Edmiaston, 2014	横断研究	急性期脳卒中患者	意識レベル，表情筋，舌，口蓋，飲水テスト	VF	誤嚥検出の感度・特異度		
Branco, 2019	横断研究	パーキンソン病の患者	口唇閉鎖，口唇からの漏れ，口腔期の延長，口腔内残留，複数回嚥下，喉頭挙上，頸部聴診法，飲水テスト	VF	誤嚥検出の感度・特異度		
Daniels, 1997	横断研究	脳卒中急性期の患者	顔貌，口唇，顎関節，舌，カーテン徴候，声，構音，絞扼反射（gag reflex），咳払い，嚥下後の咳，飲水テスト	VF	誤嚥検出の感度・特異度		
Nishiwaki, 2005	横断研究	脳卒中患者	口唇閉鎖，舌運動，口蓋，咽頭反射，声質（飲水テスト），発話機能　誤嚥の検出感度・特異度は飲水テストのみの結果を利用	VF	誤嚥検出の感度・特異度		
Keage, 2017	横断研究	フリードライヒ運動失調症の患者	咽頭反射，呼吸，口唇，口蓋，喉頭機能，舌，認知	VF	誤嚥検出の感度・特異度		
Daniels, 2016	横断研究	脳卒中疑いの患者	活気，構音障害，声質，咳，飲水テスト	VF	誤嚥検出の感度・特異度		
Mortensen, 2016	横断研究	頭部外傷の患者	顔面の観察，唾液嚥下	VE	誤嚥検出の感度・特異度		
山根, 2015	コホート研究	脳卒中急性期の患者	口蓋反射，喉頭運動，咽頭残留物，口唇閉鎖，舌運動	血液検査・胸部X線写真及びCT	誤嚥性肺炎のリスク判定の感度・特異度		

7) 採用論文リスト

表3 採用論文リスト

採用論文	Ramsey DJC, Smithard DG, Kalra L.	Can pulse oximetry or a bedside swallowing assessment be used to detect aspiration after stroke? Stroke 2006; 37(12): 2984-2988.
採用論文	Baylow HE, Goldfarb R, Taveira CH, et al.	Accuracy of clinical judgment of the chin-down posture for dysphagia during the clinical/bedside assessment as corroborated by videofluoroscopy in adults with acute stroke. Dysphagia 2009; 24(4): 423-433.
採用論文	Yousovich R, Levi A, Kaplan D, et al.	The clinical "bedside" assessment of the dysphagia patient differences with food and fluids intake. Dysphagia 2018; 33(4): 533. Abstract
採用論文	Vogel AP, Rommel N, Sauer C, et al.	Clinical assessment of dysphagia in neurodegeneration (CADN): development, validity and reliability of a bedside tool for dysphagia assessment. J Neurol 2017; 264(6): 1107-1117.
採用論文	Daniels SK, McAdam CP, Briley K, et al.	Clinical assessment of swallowing and prediction of dysphagia severity. Am J Speech-Language Pathol 1997; 6(4): https://doi.org/10.1044/1058-0360.0604.17
採用論文	Gonzalez-Fernandez M, Sein MT, Palmer JB.	Clinical experience using the Mann assessment of swallowing ability for identification of patients at risk for aspiration in a mixed-disease population. Am J Speech-Language Pathol 2011; 20(4): 331-336.
	... Salle, J. Daviet J,	Combined approach in bedside assessment of aspiration risk post stroke: PASS. Eur J Phys Rehabil Med 2011; 47(3): 441-446.
		...ent of the Brief Bedside Dysphagia Screening Test in the Czech ...Nurs Health Sci 2011; 13(4): 388-395.
		...a in Friedreich Ataxia. Dysphagia 2017; 32(5): 626-635.
		...n of a dysphagia screening system based on the Mann assessment of ...ng ability for use in dependent older adults. Geriatr Gerontol Int 2017; ...1-657.
		...ation of a simple screening tool for dysphagia in patients with stroke ...ctor analysis of multiple dysphagia variables. J Rehabil Med 2005; 37(4):
		...erative swallowing assessment after lung transplantation. Annal Thoracic ...017; 104(1): 308-312.
		...tability of oral and laryngopharyngeal function for aspiration and limitation ...l intake in patients after surgery for head and neck cancer. Anticancer Res ...33(8): 3347-3353.
		...cting aspiration in patients with ischemic stroke: comparison of clinical ...s and aerodynamic measures of voluntary cough. Chest 2009; 135(3): 769-
		...d aspiration screening for suspected stroke: Part 1: development and ...dation. Arch Phys Med Rehabil 2016; 97(9): 1440-1448.
		...pienza global bedside evaluation of swallowing after stroke: the GLOBE-3S ...dy. Eur J Neurol 2019; 26(4): 596-602.
		...simple bedside stroke dysphagia screen, validated against videofluoroscopy, ...tects dysphagia and aspiration with high sensitivity. J Stroke Cerebrovasc Dis ...014; 23(4): 712-716.
		...wallowing assessment in primary brain tumor patients with dysphagia. ...eurology 1994; 44(10): 1927-1932.
		...he swallowing clinical assessment score in parkinson's disease (SCAS-PD) is a ...valid and low-cost tool for evaluation of dysphagia: A gold-standard comparisons ...study. J Aging Res 2019; 7984635.
		Swallowing disorders following acute stroke: prevalence and diagnostic accuracy. Cerebrovasc Dis 2000; 10(5): 380-386.
		The toronto bedside swallowing screening test (TOR-BSST) development and validation of a dysphagia screening tool for patients with stroke. Stroke 2009; 40(2): 555-561.
		A validation study of the facial-oral tract therapy swallowing assessment of saliva. Clin Rehabil 2016; 30(4): 410-415.
		Rapid Aspiration Screening for Suspected Stroke: Part 1: Development and Validation. Arch Phys Med Rehabil 2016; 97(9): 1440-1448.
		脳卒中急性期における誤嚥性肺炎のリスク評価アルゴリズムの開発. 日本摂食・嚥下リハビリテーション学会雑誌 2015; 19(3): 201-213.

8) 定性的システマティックレビュー

表4　定性的システマティックレビュー

CQ	1	摂食嚥下障害が疑われる18歳以上の者に対して，身体診査技術（問診・視診・聴診・触診・打診）を用いた系統的なアセスメントを行うとよいか．ここではCQ 3, 4, 5, 6との重複を避けるため，反復唾液嚥下テスト（RSST），改訂水飲みテスト（MWST），フードテスト（FT）または頸部聴診法のみのアセスメントは含めない.
P		摂食嚥下障害が疑われる18歳以上の者
I		身体診査技術
C		VFまたはVE
臨床的文脈		身体診査技術は主観的情報と客観的情報を統合して行われる．主観的情報は，療養者・家族への病歴に関連する問診，先行期・準備期・口腔期・咽頭期・食道期に関連する問診，呼吸や栄養状態などの全身状態に関する問診から得る．その問診の結果を踏まえながら，客観的情報は，摂食嚥下に関わる脳神経系（主に嗅神経，視神経，三叉神経，顔面神経，舌咽神経，迷走神経，副神経，舌下神経），呼吸器系，栄養状態などの身体診査，具体的には顔貌，会話，口唇，顎関節，口腔内，舌，軟口蓋，前口蓋弓，口腔内感覚，喉頭，気管，肺，全身状態について，視診・触診・聴診・打診から得る．身体診査技術は，RSST，MWST，FT，咳テストなどのスクリーニング検査の前に行われることが多く，脳神経系や呼吸器系などの身体診査は，意識障害のある療養者，認知機能障害のある療養者の摂食嚥下機能をアセスメントすることができる.
O1		誤嚥検出における真陽性，真陰性，偽陽性，偽陰性
非直接性のまとめ		「なし」と判断した.
バイアスリスクのまとめ		検査者がインデックス検査または参照基準の結果から盲検化されていない，または盲検化されているか不明な場合があり，バイアスリスクは「なさそう」とした.
非一貫性その他のまとめ		感度・特異度にはばらつきがみられ，非一貫性は「なさそう」とした.
コメント		誤嚥検出の感度・特異度をアウトカムとした22文献のうち，MASA（The Mann Assessment of Swallowing Ability）を用いた文献が3件[7, 11, 21]，TOR-BSST（Toronto Bedside Swallowing Screening Test）を用いた文献が2件[17, 22]，酸素飽和度を基準に用いた文献が2件あった[3, 17]．客観的情報としては，口唇閉鎖，舌運動，声質，喉頭挙上，咳嗽，意識レベル，認知機能，肺炎の既往，食事摂取状況，随意嚥下，構音障害，咽頭反射，鼻咽腔閉鎖，咬合，表情，舌筋の強さ，口腔内残留，咳払い，活気，水分または食物嚥下時のむせ，窒息，声質の変化などが指標として用いられていた.
O2		誤嚥性肺炎のリスク判定における真陽性，真陰性，偽陽性，偽陰性
非直接性のまとめ		「なし」と判断した.
バイアスリスクのまとめ		バイアスリスクは「なさそう」と判断した.
非一貫性その他のまとめ		対象となった論文が1件のみであり「なさそう」と判断した.
コメント		肺炎をアウトカムとした1件の研究[24]では，入院第2病日での肺炎発症をアウトカムとした場合の感度は0.86，特異度は0.71，入院第4病日での肺炎発症をアウトカムとした場合の感度は0.75，特異度は0.67であった．それぞれの評価指標の評定者間一致率は82.0〜95.3%であった.

9) メタアナリシス

　誤嚥の検出の感度・特異度をアウトカムとした22文献についてメタアナリシスを行った．統合した感度は0.82（95%Confidence interval（CI）：0.72〜0.89），特異度は0.76（95%CI：0.69〜0.83）であった（**図2**）．ここで，①水分の命令嚥下や食物嚥下，問診といった指示理解を必要とする観察項目を含む文献[2〜6, 8, 9, 12〜15, 17〜23]，②指示理解を必要とする観察項目を含まない文献[7, 10, 11, 16]に分けてメタアナリシスを行い，誤嚥の検出の感度・特異度について統合した感度・特異度を算出した．各文献の身体診査技術項目について**表1**にまとめた．その結果，指示理解を必要とする観察項目を含む文献は18件であり，統合した感度は0.84（95%CI：0.74〜0.91），特異度は0.71（95%CI：0.64〜0.77）であった（**図3**）．指示理解を必要とする観察項目を含まない文献は4件であり，統合した感度は0.64（95%CI：0.32〜0.88），特異度は0.91（95%CI：0.82〜0.96）であった（**図4**）．

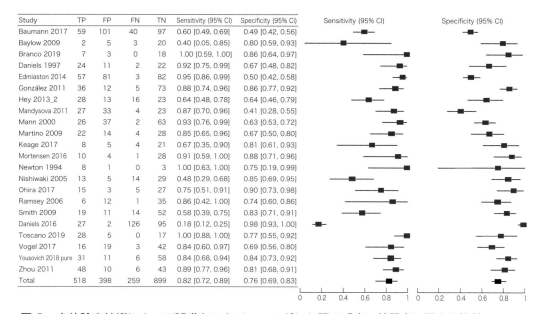

図2　身体診査技術によって誤嚥をスクリーニングした際の感度・特異度に関する比較

注）TP：true positive 真陽性，FP：false positive 偽陽性，FN：false negative 偽陰性，TN：true negative 真陰性
身体診査技術による結果が2つ以上示されている場合は，感度・特異度が最もよい値を組み入れ分析した.

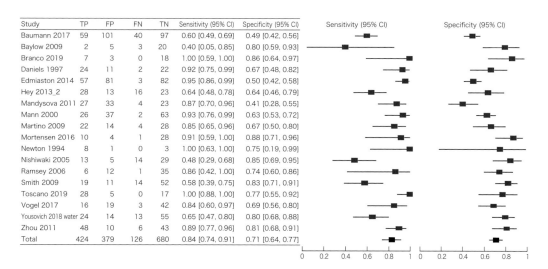

図3　身体診査技術によって誤嚥をスクリーニングした際の感度・特異度に関する比較
　　　　（飲水テストなど指示理解を要する指標を含む場合）

注）TP：true positive 真陽性，FP：false positive 偽陽性，FN：false negative 偽陰性，TN：true negative 真陰性

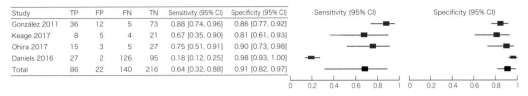

Study	TP	FP	FN	TN	Sensitivity (95% CI)	Specificity (95% CI)
González 2011	36	12	5	73	0.88 [0.74, 0.96]	0.86 [0.77, 0.92]
Keage 2017	8	5	4	21	0.67 [0.35, 0.90]	0.81 [0.61, 0.93]
Ohira 2017	15	3	5	27	0.75 [0.51, 0.91]	0.90 [0.73, 0.98]
Daniels 2016	27	2	126	95	0.18 [0.12, 0.25]	0.98 [0.93, 1.00]
Total	86	22	140	216	0.64 [0.32, 0.88]	0.91 [0.82, 0.97]

図4 身体診査技術によって誤嚥をスクリーニングした際の感度・特異度に関する比較
（飲水テストなど指示理解を要する指標を含まない場合）

注) TP：true positive 真陽性，FP：false positive 偽陽性，FN：false negative 偽陰性，TN：true negative 真陰性

文献

1) 鎌倉 やよい 編．嚥下障害ナーシング フィジカルアセスメントから嚥下訓練へ，医学書院，東京，2000.

2) Baylow HE, Goldfarb R, Taveira CH, et al. Accuracy of clinical judgment of the chin-down posture for dysphagia during the clinical/bedside assessment as corroborated by videofluoroscopy in adults with acute stroke. Dysphagia 2009; **24**(4): 423-433.

3) Ramsey DJC, Smithard DG, Kalra L. Can pulse oximetry or a bedside swallowing assessment be used to detect aspiration after stroke? Stroke 2006; **37**(12): 2984-2988.

4) Yousovich R, Levi A, Kaplan D, et al. The clinical "bedside" assessment of the dysphagia patient differences with food and fluids intake. Dysphagia 2018; **33**(4): 533. Abstract

5) Vogel AP, Rommel N, Sauer C, et al. Clinical assessment of dysphagia in neurodegeneration (CADN): development, validity and reliability of a bedside tool for dysphagia assessment. J Neurol 2017; **264**(6): 1107-1117.

6) Daniels SK, McAdam CP, Briley K, et al. Clinical assessment of swallowing and prediction of dysphagia severity. Am J Speech-Language Pathol 1997; **6**(4): 17-24.

7) González-Fernandez M, Sein MT, Palmer JB. Clinical experience using the Mann assessment of swallowing ability for identification of patients at risk for aspiration in a mixed-disease population. Am J Speech-Language Pathol 2011; **20**(4): 331-336.

8) Zhou Z, Salle J, Daviet J, Stuit A, et al. Combined approach in bedside assessment of aspiration risk post stroke: PASS. Eur J Phys Rehabil Med 2011; **47**(3): 441-446.

9) Mandysova P, Skvrnakova J, Ehler E, et al. Development of the Brief Bedside Dysphagia Screening Test in the Czech Republic. Nurs Health Sci 2011; **13**(4): 388-395.

10) Keage MJ, Delatycki MB, Gupta I, et al. Dysphagia in Friedreich Ataxia. Dysphagia 2017; **32**(5): 626-635.

11) Ohira M, Ishida R, Maki Y, et al. Evaluation of a dysphagia screening system based on the Mann Assessment of Swallowing Ability for use in dependent older adults. Geriatr Gerontol Int 2017; **17**(4): 561-657.

12) Nishiwaki K, Tsuji T, Liu M, et al. Identification of a simple screening tool for dysphagia in patients with stroke using factor analysis of multiple dysphagia variables. J Rehabil Med 2005; **37**(4): 247-251.

13) Baumann B, Byers S, Wasserman-Wincko T, et al. Postoperative swallowing assessment after lung transplantation. Annal Thoracic Surg 2017; **104**(1): 308-312.

14) Hey C, Lange BP, Aere C, et al. Predictability of oral and laryngopharyngeal function for aspiration and limitation of oral intake in patients after surgery for head and neck cancer. Anticancer Res 2013; **33**(8): 3347-3353.

15) Smith Hammond CA, Goldstein LB, Horner RD, et al. Predicting aspiration in patients with ischemic stroke: comparison of clinical signs and aerodynamic measures of voluntary cough. Chest 2009; **135**(3): 769-777.

16) Daniels SK, Pathak S, Rosenbek JC, et al. Rapid Aspiration Screening for Suspected Stroke: Part 1: Development and Validation. Arch Phys Med Rehabil 2016; **97**(9): 1440-1448.

17) Toscano M, Vigano A, Rea A, et al. Sapienza global bedside evaluation of swallowing after stroke: the GLOBE-3S study. Eur J Neurol 2019; **26**(4): 596-602.

18) Edmiaston J, Connor LT, Steger-May K, et al. A simple bedside stroke dysphagia screen, validated against videofluoroscopy, detects dysphagia and aspiration with high sensitivity. J Stroke Cerebrovasc Dis 2014; **23**(4): 712-716.

19) Newton HB, Newton C, Pearl D, et al. Swallowing assessment in primary brain tumor patients with dysphagia. Neurology 1994; **44**(10): 1927-1932.

20) Branco LL, Trentin S, Augustin Schwanke CH, et al. The swallowing clinical assessment score in parkinson's disease (SCAS-PD) is a valid and low-cost tool for evaluation of dysphagia: A gold-standard comparison study. J Aging Res 2019; 7984635.

21) Mann G, Hankey GJ, Cameron D. Swallowing disorders following acute stroke: prevalence and diagnostic accuracy.

Cerebrovasc Dis 2000; **10**(5): 380-386.

22）Martino R, Silver F, Teasell R, et al. The toronto bedside swallowing screening test (TOR-BSST) development and validation of a dysphagia screening tool for patients with stroke. Stroke 2009; **40**(2): 555-561.

23）Mortensen J, Jensen D, Kjaersgaard A. A validation study of the facial-oral tract therapy swallowing assessment of saliva. Clin Rehabil 2016; **30**(4): 410-415.

24）山根 由紀子，鎌倉 やよい，深田 順子ほか．脳卒中急性期における誤嚥性肺炎のリスク評価アルゴリズムの開発．日本摂食・嚥下リハビリテーション学会雑誌 2015; **19**(3): 201-213.

Part 2 ・ 各 CQ の推奨文とシステマティックレビュー

CQ 2

摂食嚥下障害が疑われる 18 歳以上の者に対して，身体診査技術（問診・視診・聴診・触診・打診）を用いた系統的なアセスメントに基づいた摂食嚥下ケアを行うとよいか．ここでは CQ 3, 4, 5, 6 との重複を避けるため，反復唾液嚥下テスト（RSST），改訂水飲みテスト（MWST），フードテスト（FT）または頸部聴診法のみのアセスメントは含めない．

1）推奨文

○摂食嚥下障害が疑われる 18 歳以上の者に対して，身体診査技術（問診・視診・聴診・触診・打診）を用いた系統的なアセスメントに基づいた摂食嚥下ケアを行うことを提案する．

<u>GRADE 2C（推奨の強さ：弱，エビデンスの確実性（強さ）：弱）</u>

［付帯事項］身体診査技術（問診・視診・聴診・触診・打診）を用いた系統的なアセスメントに基づき，その後のスクリーニング検査，診断検査が行われることが適切なケアの実施に必要である．

2）背景・目的

摂食嚥下リハビリテーションにおいて特別な機器を必要としない身体診査技術は在宅・療養施設でも容易に実施でき広く行われている．

身体診査技術は毎日の観察から摂食嚥下機能を評価する方法であり，主観的情報と客観的情報を統合して行われる．主観的情報は，療養者・家族への病歴に関連する問診，先行期・準備期・口腔期・咽頭期・食道期に関連する問診，呼吸や栄養状態などの全身状態に関する問診から得る．その問診の結果を踏まえながら，客観的情報は，摂食嚥下に関わる脳神経系（主に嗅神経，視神経，三叉神経，顔面神経，舌咽神経，迷走神経，舌下神経，副神経），呼吸器系，栄養状態などの身体診査，具体的には顔貌，会話，口唇，顎関節，口腔内，舌，軟口蓋，前口蓋弓，口腔内感覚，喉頭，気管，肺，全身状態について，視診・触診・聴診から得る[1]．

身体診査技術は，反復唾液嚥下テスト（RSST），改訂水飲みテスト（MWST），フードテスト（FT），咳テストなどのスクリーニング検査の前に行われることが多く，脳神経系や呼吸器系などの身体診査は，指示動作が難しい意識障害のある療養者，認知機能障害のある療養者の摂食嚥下機能を評価することができる．

しかし，実際の臨床で用いられる身体診査技術は実施者，内容が多様であり，療養者のアウトカムに寄与するか明らかではない．その有効性について検証した．

3）解説

エビデンスの選択基準は，ランダム化比較対照試験とした．採用基準を満たす研究がない場合は，観察研究も含めることとした．本システマティックレビューに用いた論文は，ランダム化比較対照試験 1 件[2] であった．身体診査技術の実施は介入群ではなく対照群への標準ケアとして位置づけられている．対照群に行われた身体診査技術として，言語聴覚士による，病歴聴取，口腔

運動のアセスメントに続いて，ベッドサイドでの口腔期・咽頭期の嚥下アセスメントが実施された．その後身体診査結果に基づく経口摂取トライアル，必要に応じて VF 照会が行われた．介入群においては，口腔運動のアセスメント後に，クエン酸吸入の誘発試験による反射的咳評価が言語聴覚士によって実施された．3 か月以内の肺炎発生率は，介入群 1.0%，対照群 3.2%，相対リスクは 0.32（95%CI：0.06〜1.62）であった．ランダム化比較対照試験では，介入群と対照群間での肺炎発生率に差はなかった．

定型化された身体診査技術の方法は示されていないが，臨床経験豊かな言語聴覚士によって病歴の聴取，随意的な咳，舌骨・喉頭挙上の触診を含む詳細な脳神経及び口腔運動の評価が行われたと記載されている．以上から，身体診査技術から得られた情報をもとに適切なケア介入が行われれば，肺炎発生を低減できることが示唆された．該当する研究が 1 件のみであり，不精確さは「中/疑い（−1）」，出版バイアスは「低（0）」と判断した．

身体診査技術の方法として古くから米国やオーストラリアでは，MASA（The Mann Assessment of Swallowing Ability）[3] が広く用いられており参考にできる．

推奨決定のためのパネル会議では，エビデンスの確実性に加えて，費用，対象者の意向，対象者への負担，評価方法の信頼性と実施可能性，システマティックレビューの対象研究の非直接性について主に議論がなされた．先行研究ではアセスメントの実施者に言語聴覚士を含んでおり，急性期の脳卒中患者を対象としていたため他の対象への一般化については考慮が必要である．また身体診査技術には経験を要し教育が必要である点にも考慮が必要である．用いる食物が療養者の嗜好に合わない場合を除き，身体診査技術の実施が療養者の意向から大きく外れる場合はあまりないと考えられる．投票の結果，8 名中 5 名が「実施することに対する弱い推奨」，2 名が「実施することに対する強い推奨」，1 名が「推奨しない」に投票した．3 分の 2 の賛成に達しなかったが，身体診査技術は既に現場で広く実施されていること，今後身体診査技術を実施しないという対照群を設定した研究の実施可能性が低いことを踏まえ，「実施することに対する弱い推奨」に決定した．推奨文の表現は，「アセスメントに基づいた摂食嚥下ケアを行うことを提案する」，とした．

診療ガイドラインの適用にあたっての促進要因は，身体診査技術は特別な機器を使用せずとも実施できるということが挙げられる．阻害要因はアセスメント実施には経験を要し教育が必要なことが挙げられる．

以上から，本 CQ に対する推奨とエビデンスの強さは，GRADE 2C（推奨の強さ：弱，エビデンスの確実性（強さ）：弱）とする．

4）データベース検索結果

aspiration pneumonia, aspiration, bedside assessment, bedside screen, deglutition disorder, deglutition disorder, deglutition, swallow, dysphagia, physical assessment, physical examination, pneumonia, screening, 嚥下, 嚥下機能評価, 嚥下障害, 嚥下性肺炎, 気道内誤嚥, 吸引性肺炎, ケア, 誤嚥, 誤嚥性肺炎, 残留, 身体検査, スクリーニング, 肺炎−誤嚥性, フィジカルアセスメント, ベッドサイドアセスメント, 理学的検査, をキーワードとした．データベースは PubMed（2019 年 8 月 31 日まで），Embase（2019 年 8 月 31 日まで），CINAHL（2019 年 8 月 31 日まで），Cochrane Library（2019 年 8 月 31 日まで）及び医学中央雑誌（2019 年 8 月 31 日まで），を用いた．その結果 996 件の研究が同定され，スクリーニングの結果 1 件のランダム化比較対照試験を採用した．データベース検索式は付録に含めた．

5) 文献検索フローチャート

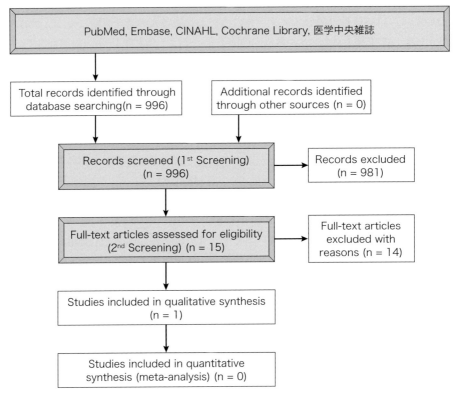

図1　文献検索フローチャート

6) 二次スクリーニング後の一覧表

表1　二次スクリーニング後の一覧表

文献	研究デザイン	P	I	C	O	除外	コメント
Field, 2018	ランダム化比較対照試験	急性期脳卒中患者	クエン酸吸入の誘発試験による反射的咳評価の追加	身体診査技術実施	誤嚥性肺炎発生		

7) 採用論文リスト

表2　採用論文リスト

採用論文	Field M, Wenke R, Sabet A, et al.	Implementing cough reflex testing in a clinical pathway for acute stroke. a pragmatic randomised controlled trial. Dysphagia 2018; 33(6): 827-839.

8) 定性的システマティックレビュー

表3　定性的システマティックレビュー

CQ	2	摂食嚥下障害が疑われる18歳以上の者に対して，身体診査技術（問診・視診・聴診・触診・打診）を用いた系統的なアセスメントに基づいた摂食嚥下ケアを行うとよいか．ここではCQ 3, 4, 5, 6との重複を避けるため，反復唾液嚥下テスト（RSST），改訂水飲みテスト（MWST），フードテスト（FT）または頸部聴診法のみのアセスメントは含めない．
P		摂食嚥下障害が疑われる18歳以上の者
I		身体診査技術に基づいた摂食嚥下ケア
C		従来方法の観察による摂食嚥下ケア
臨床的文脈		身体診査技術は主観的情報と客観的情報を統合して行われる．主観的情報は，療養者・家族への病歴に関連する問診，先行期・準備期・口腔期・咽頭期・食道期に関連する問診，呼吸や栄養状態などの全身状態に関する問診から得る．その問診の結果を踏まえながら，客観的情報は，摂食嚥下に関わる脳神経系（主に嗅神経，視神経，三叉神経，顔面神経，舌咽神経，迷走神経，副神経，舌下神経），呼吸器系，栄養状態などの身体診査，具体的には顔貌，会話，口唇，顎関節，口腔内，舌，軟口蓋，前口蓋弓，口腔内感覚，喉頭，気管，肺，全身状態について，視診・触診・聴診・打診から得る．身体診査技術は，RSST，MWST，FT，咳テストなどのスクリーニング検査の前に行われることが多く，脳神経系や呼吸器系などの身体診査は，意識障害のある療養者，認知機能障害のある療養者の摂食嚥下機能をアセスメントすることができる．そして，身体診査技術の結果は摂食嚥下ケアの選択に活用されている．
O1		誤嚥性肺炎の発生
非直接性のまとめ		「低（0）」と判断した．
バイアスリスクのまとめ		介入の実施について患者，医療者への盲検化はできておらず，バイアスリスクは「中／疑い（−1）」とした．
非一貫性その他のまとめ		サンプルサイズ，イベント発生数が少ないことから不精確性のリスクが「中／疑い（−1）」と判断した．
コメント		身体診査技術実施は介入ではなく対照群への標準ケアとして位置づけられている．対照群に行われた身体診査技術は，言語聴覚士による，病歴聴取，口腔運動のアセスメントに続いて，ベッドサイドでの口腔期・咽頭期の嚥下アセスメントが実施された．その後身体診査技術に基づく経口摂取トライアル，必要に応じて嚥下造影検査照会の手順であった．介入群においては，口腔運動のアセスメント後に，クエン酸吸入の誘発試験による反射的咳評価が言語聴覚士によって実施された．3か月以内の肺炎発生率は，介入群1.0%，対照群3.2%，相対リスクは0.32（95% CI：0.06～1.62）であった．介入群と対照群間での肺炎発生率に有意差はなかった．

文献

1) 鎌倉 やよい 編．嚥下障害ナーシング フィジカルアセスメントから嚥下訓練へ，医学書院，東京，2000.
2) Field M, Wenke R, Sabet A, et al. Implementing cough reflex testing in a clinical pathway for acute stroke. a pragmatic randomised controlled trial. Dysphagia 2018; 33(6): 827-839.
3) Mann G. MASA: The Mann assessment of swallowing ability, Thomson Learning, NY, 2002.

Part 2 ● 各CQの推奨文とシステマティックレビュー

3. CQ 3, CQ 4, CQ 5

1) 各 CQ の推奨文

CQ 3

摂食嚥下障害が疑われる 18 歳以上の者に対して，反復唾液嚥下テスト（RSST）による誤嚥のスクリーニングを行うとよいか.

推奨文
○摂食嚥下障害が疑われる 18 歳以上の者に対して，反復唾液嚥下テスト（RSST）による誤嚥のスクリーニングを実施することを提案する.

GRADE 2C（推奨の強さ：**弱**，エビデンスの確実性（強さ）：**弱**）

[付帯事項] 反復唾液嚥下テスト（RSST）は指示理解による動作が必要であり，意識障害や重度の認知機能障害のある者への適用について注意が必要である．口腔乾燥症のある者への適用について注意が必要である．無動寡動が強いパーキンソン症候群患者では，その患者の嚥下機能に関わらず異常と判定されることが多いため適用について注意が必要である.

CQ 4

摂食嚥下障害が疑われる 18 歳以上の者に対して，改訂水飲みテスト（MWST）による誤嚥のスクリーニングを行うとよいか.

推奨文
○摂食嚥下障害が疑われる 18 歳以上の者に対して，改訂水飲みテスト（MWST）による誤嚥のスクリーニングを実施することを提案する.

GRADE 2C（推奨の強さ：**弱**，エビデンスの確実性（強さ）：**弱**）

[付帯事項] 口腔内細菌の誤嚥を防ぐため，実施前には口腔内を清潔にしておくことが必要である．改訂水飲みテスト（MWST）は指示理解による動作が必要であり，意識障害や重度の認知機能障害のある者への適用について注意が必要である.

CQ 5

摂食嚥下障害が疑われる 18 歳以上の者に対して，フードテスト（FT）による誤嚥のスクリーニングを行うとよいか.

推奨文
○摂食嚥下障害が疑われる 18 歳以上の者に対して，フードテスト（FT）による誤嚥のスクリーニングを実施することを提案する.

GRADE 2C（推奨の強さ：**弱**，エビデンスの確実性（強さ）：**弱**）

[付帯事項] 口腔内細菌の誤嚥を防ぐため，実施前には口腔内を清潔にしておくことが必要である．フードテスト（FT）は指示理解による動作が必要であり，意識障害や重度の認知機能障害のある者への適用について注意が必要である．

2）背景・目的

本邦の病院・施設・在宅で広く行われている誤嚥・咽頭残留のスクリーニング検査として，反復唾液嚥下テスト（RSST），改訂水飲みテスト（MWST），フードテスト（FT）が挙げられる．これらのスクリーニング検査は特別な機器を必要とせず簡便に看護師が実施可能である．本CQでは18歳以上の成人を対象とし，摂食嚥下障害が疑われる者に対しこれらのスクリーニング検査を行うことの有効性として，スクリーニング検査の感度・特異度について検証した．

3）解説

エビデンスの選択基準は横断観察研究またはコホート研究とした．本システマティックレビューでは反復唾液嚥下テスト（RSST）かつ/または改訂水飲みテスト（MWST）かつ/またはフードテスト（FT）による摂食嚥下障害のスクリーニング感度・特異度について検証した．その結果，反復唾液嚥下テスト（RSST），改訂水飲みテスト（MWST），フードテスト（FT）の組み合わせによる感度・特異度を示した論文は抽出されなかった．したがって，本CQでは各テストにおけるスクリーニング感度・特異度についてのシステマティックレビューの結果を解説する．

システマティックレビューに用いた計3件の論文のうち，1件が反復唾液嚥下テスト（RSST）の誤嚥の検出感度・特異度に関する横断観察研究[1]，1件が反復唾液嚥下テスト（RSST）と改訂水飲みテスト（MWST）それぞれでの誤嚥の検出感度・特異度に関する横断観察研究[2]，1件が改訂水飲みテスト（MWST）の誤嚥と咽頭残留の検出感度・特異度そしてフードテスト（FT）の誤嚥の検出感度・特異度に関する横断観察研究[3]であった．

反復唾液嚥下テスト（RSST）

反復唾液嚥下テスト（RSST）による誤嚥の検出感度・特異度は，17歳以上の131人の患者を対象とした研究では感度0.98，特異度0.66であり[1]，82人の58歳以上の患者を対象とした研究では感度0.69，特異度0.40であった[2]．なお，文献数が2件のみであったためメタアナリシスは実施困難であった．論文間で感度・特異度にばらつきがみられ，対象者数も少数であるため信頼区間が広い．不精確さは「なし」，出版バイアスは「なさそう」と判断した．以上より，総合的にエビデンスの確実性（強さ）はC（弱）と判断した．

推奨決定のためのパネル会議では，エビデンスの確実性に加えて，費用，対象者の意向，対象者への負担，評価方法の実施可能性について主に議論がなされた．反復唾液嚥下テスト（RSST）の特徴として，痛みはなく，コスト，時間がかからないという利点がある．食物を用いないので，実施が療養者の意向から大きく外れる場合はあまりないと考えられる．一方，注意が必要な点として，口腔乾燥が強い対象では実施が困難なこともある，脳卒中後患者などにおいては指示動作が可能でない療養者の適用について，高齢者を対象とする場合，嚥下の判定に誤りが生じる可能性があるためトレーニングが必要であるといった点が挙げられる．また，無動寡動が強いパーキンソン症候群患者では，その患者の嚥下機能に関わらず異常と判定されることが多いため適用について注意が必要である．評定者内信頼性については該当文献では報告がなかったが深田らの研究によりr＝0.68，評定者間信頼性はr＝0.95と報告されている[4]．また，認知機能の低下があり指

示の理解が難しい対象，咽頭，喉頭を含めた手術などで構造的に変化が起こっている対象への適用についても注意が必要である．一方，飲み物，食べ物を使わないので最も安全な試験方法であるといえる．投票の結果，7名中5名が「実施することに対する弱い推奨」，2名が「実施することに対する強い推奨」に投票し，71%の賛成をもって，「実施することに対する弱い推奨」に決定した．

以上から，本CQに対する推奨とエビデンスの強さは，GRADE 2C（推奨の強さ：弱，エビデンスの確実性（強さ）：弱）とする．

改訂水飲みテスト（MWST）

改訂水飲みテスト（MWST）による誤嚥の検出の感度・特異度は，58歳以上の脳卒中後の患者84人を対象とした研究では感度0.71，特異度0.43であり[2]，脳卒中の患者155人を対象とした研究では感度0.58，特異度0.72であった[3]．咽頭残留の検出の感度・特異度は脳卒中の患者155人を対象とした研究において感度0.43，特異度0.64であった[3]．なお，文献数が誤嚥，咽頭残留でそれぞれ2件，1件のみであったためメタアナリシスは実施困難であった．論文間で感度・特異度にばらつきがみられ，対象者数も少数であるため信頼区間が広い．アウトカムを誤嚥検出の感度・特異度とした場合，不精確さは「なし」，出版バイアスは「なさそう」と判断した．アウトカムを咽頭残留検出の感度・特異度とした場合，不精確さは「深刻」，出版バイアスは「なし」と判断した．

以上より総合的にエビデンスの確実性（強さ）はC（弱）と判断した．

推奨決定のためのパネル会議では，エビデンスの確実性に加えて，費用，対象者の意向，対象者への負担，評価方法の信頼性と実施可能性，システマティックレビューの対象研究の非直接性について主に議論された．留意事項として，誤嚥，咽頭残留ともに文献は，意識障害や重度の認知機能障害を除いた患者，あるいは軽度の意識障害のある脳卒中患者を対象としている．改訂水飲みテスト（MWST）は指示理解による動作が必要であり，意識障害や重度の認知機能障害のある療養者への適応は注意が必要である．改訂水飲みテスト（MWST）は水（とろみ調整食品）とシリンジさえあればどこでも実施できコストがかからないところが利点といえる．病院では事故防止のためシリンジは使用せず，カテーテルチップを使用することもある．評定者内信頼性については該当文献では報告がなかったが深田らの研究によりk＝0.88，評定者間信頼性はk＝0.82と報告されている[4]．スクリーニングテストを行うにあたり，医療者への教育は必要であるが，それらのコストを踏まえてもスクリーニングによる利益は負担を上回ると考えられる．また，改訂水飲みテスト（MWST）は介護報酬において経口維持加算（Ⅰ）（Ⅱ）の算定時に用いられることがある．咽頭期の嚥下反射惹起をスクリーニングするため，誤嚥のスクリーニングには適している．改訂水飲みテスト（MWST）の水の量は既定の3 mLであると安全であるが，少なすぎて嚥下しにくいこともある．また，不顕性誤嚥の患者では，むせなどの症状が出にくい場合がある．

水そのものは療養者の嗜好に合わないということはほぼないが，安全性を考慮してトロミの付いた液体を用いる場合，嗜好に合わず受け入れられない，ということはあるかもしれない．検査食を受け入れることができれば，療養者への負担はほとんどないと思われる．摂食嚥下障害が疑われ，指示理解が可能な療養者を対象に改訂水飲みテスト（MWST）によるスクリーニングテストを行うことのデメリットはほとんどなく，有用であると考えられる．

本CQでは，少量の水分で嚥下機能を評価する改訂水飲みテスト（MWST）についてレビューした．様々な量による飲水テストがあり，その感度・特異度に関するシステマティックレビュー[5]

が報告されている．また，飲水テストと酸素飽和度の組み合わせによる評価[6]，水の量と粘度を統制した評価法[7]もある．

投票の結果，7名中5名が「実施することに対する弱い推奨」，2名が「実施することに対する強い推奨」に投票し，71%の賛成をもって，「実施することに対する弱い推奨」に決定した．

以上から，本CQに対する推奨とエビデンスの強さは，GRADE 2C（推奨の強さ：弱，エビデンスの確実性（強さ）：弱）とする．

診療ガイドラインの適用にあたっての促進要因は，改訂水飲みテスト（MWST）は特別な機器を使用せずとも実施できるということが挙げられる．阻害要因はアセスメント実施には経験を要し教育が必要なことが挙げられる．

フードテスト（FT）

フードテスト（FT）による誤嚥検出の感度・特異度では，脳卒中の患者155人を対象とした研究で感度0.80，特異度0.39であった[3]．該当する文献が1件のみであり，メタアナリシスは実施困難であった．該当文献は1施設の少数の急性期脳卒中患者を対象とした研究で，結果の精確性は低い．不精確さは「深刻」，出版バイアスは「なし」と判断した．以上より，総合的にエビデンスの確実性（強さ）はC（弱）と判断した．

推奨決定のためのパネル会議では，エビデンスの確実性に加えて，費用，対象者の意向，対象者への負担，評価方法の信頼性と実施可能性，システマティックレビューの対象研究の非直接性について主に議論がなされた．留意事項として，意識障害や重度の認知機能障害を除いた脳卒中患者を対象とした文献であり，ゼリーを使用した報告であることを記載する．フードテスト（FT）は，指示による動作が必要であり，意識障害や重度の認知機能障害のある療養者への適用は注意が必要である．フードテスト（FT）は口腔期と咽頭期の機能をスクリーニングする．誤嚥の感度は高いが，特異度が低い．しかし，改訂水飲みテスト（MWST）と違い，口腔期の障害（舌による送り込み障害）を口腔内残留によって判断することができ，口腔内残留による嚥下後誤嚥も予測できる点で有用であるといえる．コストは，検査食（ゼリー，プリン）にかかる．用いる検査食が療養者の嗜好に合わない場合があるが，検査食を受け入れることができれば，療養者への負担はほとんどないと思われる．なお，食物を使用して行うため誤嚥，窒息のリスクは高いことに留意しておく必要がある．評定者内信頼性については該当文献では報告がなかったが，深田らの研究によりk＝0.87，評定者間信頼性はk＝0.84と報告されている[4]．検査食とスプーンさえあればどこでも実施でき，医療者への教育は必要であるが，それらのコストを踏まえてもスクリーニングによる利益は負担を上回ると考えられる．以上より，摂食嚥下障害が疑われる者を対象にフードテスト（FT）によるスクリーニングテストを行うことのデメリットはほとんどなく，有用であると考えられる．

投票の結果，7名中5名が「実施することに対する弱い推奨」，2名が「実施することに対する強い推奨」に投票し，71%の賛成をもって，「実施することに対する弱い推奨」に決定した．

以上から，本CQに対する推奨とエビデンスの強さは，GRADE 2C（推奨の強さ：弱，エビデンスの確実性（強さ）：弱）とする．

4) データベース検索結果

Modified Water Swallow Test，Modified Water Swallowing Test，MWST，Repetitive Saliva Swallow Test，Repetitive Saliva Swallowing Test，RSST，screening. aspiration pneumonia，cough-test，deglutition disorder，deglutition disorders，dysphagia，pharynx，food-test，function-test，modified water swallow test，modified water swallowing test，MWST，oropharynx，aspirate，pneumonia，aspiration，repetitive saliva swallow test，residue，repetitive saliva swallowing test，RSST，screening-test，嚥下機能，嚥下障害，嚥下性肺炎，改訂水飲み，改訂版水飲み，気道内誤嚥，吸引性肺炎，誤嚥，誤嚥性肺炎，残留，咳テスト，スクリーニング，肺炎-嚥下性，反復唾液，フードテスト，をキーワードとした．データベースはPubMed（2019 年 8 月 31 日まで），Embase（2019 年 8 月 31 日まで），CINAHL（2019 年 8 月 31 日まで），Cochrane Library（2019 年 8 月 31 日まで）及び医学中央雑誌（2019 年 8 月 31 日まで），を用いた．その結果 362 件の研究が同定され，スクリーニングの結果 3 件の観察研究を採用した．データベース検索式は付録に含めた．

5) 文献検索フローチャート

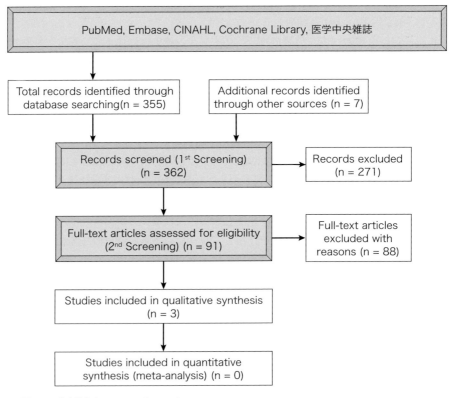

図 1　文献検索フローチャート

6）二次スクリーニング後の一覧表

表1　二次スクリーニング後の一覧表

文献	研究デザイン	P	インデックス検査	参照基準	O	除外	コメント
小口, 2000	横断観察研究	機能的嚥下障害患者	RSST	VF	誤嚥，不顕性誤嚥検出の感度・特異度		
渡邉, 2007	横断観察研究	脳卒中患者	RSST, MWST	VF	誤嚥検出の感度・特異度		
大沢, 2012	横断観察研究	脳卒中患者	MWST, FT	VF	誤嚥検出の感度・特異度		

7）採用論文リスト

表2　採用論文リスト

採用論文	小口 和代，才藤 栄一，馬場 尊ほか.	機能的嚥下障害スクリーニングテスト「反復唾液嚥下テスト」(the Repetitive Saliva Swallowing Test:RSST) の検討 (2) 妥当性の検討. リハビリテーション医学 2000; 37(6): 383-388.
採用論文	渡邉 哲.	脳卒中後の誤嚥に関連する因子の検討. 愛知学院大学歯学会誌 2007; 45(4):579-590.
採用論文	大沢 愛子，前島 伸一郎，棚橋 紀夫.	脳卒中患者における食物嚥下と液体嚥下 フードテストと改訂水飲みテストを用いた臨床所見と嚥下造影検査の検討. リハビリテーション医学 2012; 49(11): 838-845.

8）定性的システマティックレビュー

表3　CQ3 定性的システマティックレビュー

CQ	3	摂食嚥下障害が疑われる18歳以上の者に対して，反復唾液嚥下テスト（RSST）による誤嚥のスクリーニングを行うとよいか.
P		摂食嚥下障害が疑われる18歳以上の者
インデックス検査		反復唾液嚥下テスト（RSST）
参照基準		VE または VF
臨床的文脈		本邦の病院・施設・在宅で広く行われている誤嚥・咽頭残留のスクリーニング検査の一つとして，RSST が挙げられる．このテストは，頸部をやや前屈させた座位姿勢で行う．舌骨部に第2指，喉頭隆起（甲状軟骨）に第3指の指腹を当て，唾液を連続して嚥下するように指示する．30秒の間に，嚥下運動に伴い喉頭隆起部が第3指の指腹を乗り越えて上前方に移動した回数を数える．嚥下回数3回未満は，摂食嚥下障害のリスクありと判定する．スクリーニング検査として行われる.
O1		誤嚥検出における真陽性，真陰性，偽陽性，偽陰性
非直接性のまとめ		「なし」と判断した.
バイアスリスクのまとめ		インデックス検査，参照基準についてブラインドされていたか記載のない報告があるため「なさそう」と判断した.
非一貫性その他のまとめ		論文間で感度・特異度にばらつきがみられるため，非一貫性は「なさそう」と判断し，対象者数が少数であるため信頼区間は広く，不精確さは「なさそう」と判断した.
コメント		RSST による誤嚥検出の感度・特異度は，17歳以上の131人の患者を対象とした研究では感度 0.98，特異度 0.66 であり[1]，82人の58歳以上の患者を対象とした研究では感度 0.69，特異度 0.40 であった[2].

表4　CQ4 定性的システマティックレビュー

CQ	4	摂食嚥下障害が疑われる 18 歳以上の者に対して，改訂水飲みテスト（MWST）による誤嚥のスクリーニングを行うとよいか.
P		摂食嚥下障害が疑われる 18 歳以上の者
インデックス検査		改訂水飲みテスト（MWST）
参照基準		VE または VF
臨床的文脈		本邦の病院・施設・在宅で広く行われている誤嚥・咽頭残留のスクリーニング検査の一つとして，MWST が挙げられる. 評価方法は以下の通りである. 冷水 3 mL をディスポーザブル注射器で口腔底に注ぎ，嚥下を指示する. 嚥下がない場合や，不顕性誤嚥が疑われる場合は，すぐに終了する. 嚥下があり，呼吸が良好であれば，"アー"の声が湿性嗄声であるかどうかを確認する. むせや湿性嗄声がある場合は，直ちに終了し，3 点と評価する. むせや湿性嗄声がない場合は，"飲み込んで"と合図し 2 回嚥下を促す. 30 秒以内に 2 回嚥下できる場合は 5 点，できない場合は 4 点と評価する. 冷水を嚥下する前の声質を把握するため，試行前に発声をさせる. 評価が 4 点以上の場合 2 試行実施し，最も悪い値を評点とする. なお，口腔環境，特に舌咽神経・迷走神経支配領域の清浄をテストを行う前に保っておくことが重要である. また，飲水テストには改訂水飲みテスト以外にも飲水の量を変化させた様々な方法がある. 一般的に，飲水テストでは段階的に水の量を増やし，誤嚥しないで嚥下できるかをアセスメントする. また，咀嚼につながる舌運動をアセスメントするために，水を上唇に付けて舌が出てくるか，など舌の動きも観察することがある.
O1		誤嚥検出における真陽性，真陰性，偽陽性，偽陰性
非直接性のまとめ		「なし」と判断した.
バイアスリスクのまとめ		インデックス検査，参照基準について記載のない報告があり，バイアスリスクは「なさそう」と判断した.
非一貫性その他のまとめ		論文間で感度・特異度にばらつきがみられたことから，非一貫性は「なさそう」と判断した.
コメント		MWST による誤嚥検出の感度・特異度は，58 歳以上の脳卒中後の患者 84 人を対象とした研究では感度 0.71，特異度 0.43 であり，脳卒中の患者 155 人を対象とした研究では感度 0.58，特異度 0.72 であった.

表5　CQ5 定性的システマティックレビュー

CQ	5	摂食嚥下障害が疑われる 18 歳以上の者に対して，フードテスト（FT）による誤嚥のスクリーニングを行うとよいか.
P		摂食嚥下障害が疑われる 18 歳以上の者
インデックス検査		フードテスト（FT）
参照基準		VE または VF
臨床的文脈		本邦の病院・施設・在宅で広く行われている誤嚥・咽頭残留のスクリーニング検査の一つとして，FT が挙げられる. 評価方法は以下の通りである. ティースプーンを用いて嚥下訓練用のゼリー約 4 g を舌背前方に置き，嚥下を指示する. 検査の実施方法や判定方法は，改訂水飲みテスト（MWST）と同様であるが，嚥下後の口腔内残留が評価対象となっている点が異なる. 嚥下後に口腔内残留が中等度あれば 3 点，むせずに飲み込むことができ口腔内残留がなければ 4 点以上と評価する. 評価が 4 点以上の場合 2 試行実施し，最も悪い値を評点とする. FT も，口腔環境，特に舌咽神経・迷走神経支配領域の清浄をテストを行う前に保っておくことが重要である.
O1		誤嚥検出における真陽性，真陰性，偽陽性，偽陰性
非直接性のまとめ		「なし」と判断した.
バイアスリスクのまとめ		「なし」と判断した.
非一貫性その他のまとめ		論文が 1 件のみであるため不精確さにおいて「深刻」と判断した.
コメント		脳卒中の患者 155 人を対象とした研究で感度 0.80，特異度 0.39 であった. 該当文献は 1 施設の少数の急性期脳卒中患者を対象とした研究で，結果の精確性は低い.

文献

1) 小口 和代, 才藤 栄一, 馬場 尊ほか. 機能的嚥下障害スクリーニングテスト「反復唾液嚥下テスト」(the Repetitive Saliva Swallowing Test：RSST)の検討(2)妥当性の検討. リハビリテーション医学 2000; **37**(6): 383-388.

2) 渡邉 哲. 脳卒中後の誤嚥に関連する因子の検討. 愛知学院大学歯学会誌 2007; **45**(4): 579-590.

3) 大沢 愛子, 前島 伸一郎, 棚橋 紀夫. 脳卒中患者における食物嚥下と液体嚥下 フードテストと改訂水飲みテストを用いた臨床所見と嚥下造影検査の検討. リハビリテーション医学 2012; **49**(11): 838-845.

4) 深田 順子, 鎌倉 やよい, 万歳 登茂子ほか. 高齢者における嚥下障害リスクに対するスクリーニングシステムに関する研究. 日本摂食・嚥下リハビリテーション学会雑誌 2006; **10**(1): 31-42.

5) Brodsky MB, Suiter DM, Gonzalez-Fernandez M, et al. Screening accuracy for aspiration using bedside water swallow tests: A systematic review and meta-analysis. Chest 2016; **150**(1): 148-163.

6) Lim SH, Lieu PK, Phua SY, et al. Accuracy of bedside clinical methods compared with fiberoptic endoscopic examination of swallowing (FEES) in determining the risk of aspiration in acute stroke patients. Dysphagia 2001; **16**(1): 1-6.

7) Clave P, Arreola V, Romea M, et al. Accuracy of the volume-viscosity swallow test for clinical screening of oropharyngeal dysphagia and aspiration. Clin Nutr 2008; **27**(6): 806-815.

Part 2 ● 各 CQ の推奨文とシステマティックレビュー

CQ 6

摂食嚥下障害が疑われる 18 歳以上の者に対して，頸部聴診法による誤嚥・咽頭残留のスクリーニングを行うとよいか．

1) 推奨文
○摂食嚥下障害が疑われる 18 歳以上の者に対して，頸部聴診法による誤嚥・咽頭残留のスクリーニングを実施することを提案する．

GRADE 2C（推奨の強さ：弱，エビデンスの確実性（強さ）：弱）

［付帯事項］頸部聴診法を行う看護師への誤嚥・咽頭残留のスクリーニングについての教育が必要である．

2) 背景・目的
摂食嚥下障害が疑われる 18 歳以上の者に対して，誤嚥・咽頭残留のスクリーニング検査として，病院・在宅などで反復唾液嚥下テスト（RSST），改訂水飲みテスト（MWST），フードテスト（FT），頸部聴診法などが実施されている．そのなかでも頸部聴診法（cervical auscultation）は，身体診査技術として左右の頸部（輪状軟骨直下気管外側にあたる皮膚）に聴診器を用いて，嚥下前後の呼吸（気管音）を聴診することによって誤嚥，咽頭残留の有無を判断する方法である．そのため，患者の負担が少なく，指示動作ができない認知機能の低下がある療養者に対しても実施することができる．

頸部で聴診できる音は，食塊を嚥下する際に咽頭部で生じる嚥下音ならびに嚥下前後の呼吸音である．嚥下音の性状，長さ及び呼吸音の性状や発生するタイミングを聴取して，主に患者の咽頭期における嚥下障害を判定する．その際には，嚥下前のクリアな呼吸音をしっかり確認して，この嚥下音と嚥下後の呼吸音を比較することが非常に重要である．健常例では嚥下前に清明な呼吸音が聴取でき，嚥下に伴う呼吸停止，嚥下音，嚥下後の清明な呼吸音が聴取できる．一方，嚥下時にむせに伴う喀出音，泡立ち音（bubbling sound）などの嚥下音や，嚥下直後に湿性音，むせに伴う喀出音，喘鳴様呼吸音が聴取されれば誤嚥を疑う．また，嚥下直後に嗽音，液体の振動音などの呼吸音が聴取されれば咽頭残留を疑う．

頸部聴診法の感度・特異度に関するシステマティックレビューは，日本摂食嚥下リハビリテーション学会・医療検討委員会「摂食嚥下障害の評価 2019」にも示されている Lagarde ら[1] の論文がある．6 文献が抽出されているが，頸部聴診法の評価に問診や口腔機能の検査を加えて評価された感度・特異度や頸部聴診法の参照基準を摂食嚥下障害の有無とした感度・特異度に関する論文が含まれており，誤嚥，咽頭残留を検出する感度・特異度に限定がされていなかった．

そこで，摂食嚥下障害が疑われる 18 歳以上の者に対し頸部聴診法を行うことが療養者のアウトカムの改善に寄与するか，及び誤嚥，咽頭残留を検出する感度・特異度について，国内外の文献から検証した．感度・特異度を確認する参照基準は，VF または VE とした．

3) 解説
エビデンスの選択基準は横断観察研究またはコホート研究とした．システマティックレビュー

に用いた論文は，13 論文であった[2~14]．

　頸部聴診法による呼吸音，嚥下音の結果から誤嚥をスクリーニングした記述がある 10 論文から感度・特異度をみる．2 つ以上の結果が示されている研究については，最も良い値を用いてメタアナリシスを行った．参照基準とした VF/VE で誤嚥と診断された者に対して頸部聴診法によって誤嚥を疑われた者の割合を示す感度は 0.83（95％CI：0.72～0.91）であった．逆に，VF/VE で誤嚥でないと診断された者に対して頸部聴診法によって誤嚥でないとされた者の割合を示す特異度を統合すると 0.79（95％CI：0.67～0.88）であった．感度，特異度ともに 0.8 前後であるためスクリーニングの感度・特異度は高いように見える．

　しかし，選択バイアスのリスクが高い研究やサンプル数が少ない研究では感度，特異度が高くなり，その結果も含まれているため一概に高いと判断できない．また，頸部聴診法による呼吸音，嚥下音の結果から誤嚥をスクリーニングする感度・特異度を各々メタアナリシスした結果をみると，感度は各々 0.78（95％CI：0.56～0.91），0.70（95％CI：0.53～0.83），特異度は各々 0.65（95％CI：0.67～0.88），0.85（95％CI：0.54～0.97）であった．頸部聴診法による呼吸音と嚥下音の両方の結果から誤嚥をスクリーニングする感度・特異度の結果については論文数が少なかったため，メタアナリシスはできなかった．呼吸音，嚥下音ともに感度は 0.70 以上あるが，呼吸音では特異度が 0.70 以下であり，両者の 95％CI からみても感度・特異度が高いとはいえない．

　頸部聴診法による①呼吸音，②嚥下音，③呼吸音と嚥下音別に誤嚥をスクリーニングする感度・特異度を詳しくみる．頸部聴診法による呼吸音によって誤嚥を判断した論文は 5 件であった．Shaw ら[2] は，17～96 歳の 105 人の患者に対して，水，ヨーグルトなどを嚥下する際の頸部聴診法とその 1 時間以内に VF を行った結果，誤嚥の有病率は 38％であり，頸部聴診法による誤嚥の検出の感度は 0.45（95％CI：0.29～0.62）と低く，特異度が 0.88（95％CI：0.77～0.95）と高かった．食物形態別に誤嚥を検出する感度，特異度をみると，水では各々 0.38（95％CI：0.24～0.54），0.90（95％CI：0.80～0.95），ヨーグルトでは各々 0.33（95％CI：0.14～0.61），0.93（95％CI：0.85～0.97）と食物形態によって大きな差はなく，感度は低く，特異度が高かった．同様に，Nozue ら[3] は，39～89 歳の 46 人の患者に対して，ヨーグルトを含んだバリウムを用いた VF 時に頸部聴診法を行った．誤嚥の有病率は 35％であり，頸部聴診法による誤嚥の検出の感度は 0.58（95％CI：0.50～0.65），特異度が 0.54（95％CI：0.49～0.59）とともに低かった．一方，井上ら[4,5] は，ゼリー，ヨーグルト状，液体状のバリウムを用いた VF で誤嚥した 70～80 歳代を中心とした 105 人を対象に，頸部聴診法で嚥下前後に呼吸音の変化があった場合を陽性として感度・特異度を検討していた．選択バイアスのリスクが高く，感度は 0.93（95％CI：0.83～0.98），特異度は 0.79（95％CI：0.63～0.90）とともに高かった．渡邉ら[6,7] は，64.5±12.8 歳の口腔がん術後患者 90 人を対象に，VF と同日に 3 mL の水嚥下時に頸部聴診法を行った結果，誤嚥の有病率は 37％であり，感度は 0.91（95％CI：0.76～0.98），特異度は 0.86（95％CI：0.74～0.94）とともに高かった．サンプル数が少ない杉本ら[8] の研究では，13～91 歳の 16 人の患者を対象に，ゼリー，液体状のバリウムを用いた VF 時に頸部聴診法を行った．その結果，感度は 0.80（95％CI：0.44～0.97），特異度は 1.00（95％CI：0.54～1.00）でともに高かった．

　次に頸部聴診法による嚥下音によって誤嚥を判断した論文は 5 件であった．先述した渡邉ら[6,7] の研究では，その感度は 0.55（95％CI：0.36～0.72）と低く，特異度は 0.96（95％CI：0.88～1.00）と高かった．逆に Nozue ら[3] の研究では，感度は 0.72（95％CI：0.65～0.79）と高く，特異度は 0.50（95％CI：0.44～0.55）と低かった．同様に，Stroud ら[9] の研究では，29～65 歳の患者 16 人に対して VF 時に頸部聴診法を行った．誤嚥の有病率は 19％であり，感度は 0.93（95％CI：0.78～

0.99）と高く，特異度は 0.56（95％CI：0.47〜0.65）と低かった．選択バイアスのリスクが高く，サンプル数が少ない 2 つの研究のうち Leslie ら [10] の研究では，24〜78 歳健常者 10 人と 65〜90 歳の脳卒中患者 10 人に対してヨーグルト状，液体状のバリウムを用いた VF と頸部聴診法を行った結果，感度は 0.80（95％CI：0.44 - 0.97），特異度は 0.90（95％CI：0.55〜1.00）でともに高かった．一方，Santamato ら [11] は，56〜80 歳代の摂食嚥下障害のある患者 15 人に対して 10 mL の水を用いた VE と頸部聴診法を行った結果，誤嚥・喉頭侵入の有病率は 53％であったが，感度は 0.50（95％CI：0.16〜0.84）と低く，特異度は 1.00（95％CI：0.59〜1.00）であった．嚥下音によって誤嚥を判断した論文では，感度と特異度はトレードオフの関係にあった．

　頸部聴診法による嚥下音と呼吸音の両方によって誤嚥を判断した論文は 3 件あった．先述した Nozue ら [3] の研究では，その感度は 0.82（95％CI：0.76〜0.87）と高く，特異度は 0.47（95％CI：0.42〜0.52）と低かった．Caviedes ら [12] は，70±17 歳の ICU 入室中の脳血管障害患者 63 人に対して，ゼリー嚥下時の VE との頸部聴診法を行った結果，誤嚥の有病率は 27％，感度は 0.82（95％CI：0.57〜0.96），特異度は 0.80（95％CI：0.66〜0.91）でともに高かった．選択バイアスのリスクが高い Borr ら [13] の研究では，44〜89 歳の VF で誤嚥・喉頭侵入がある嚥下障害患者 14 人，若齢者 25 人，高齢者 25 人に対して，10 mL の水嚥下時に頸部聴診法を行った結果，誤嚥・喉頭侵入の有病率は 39％，感度は 0.94（95％CI：0.88〜0.98），特異度は 0.70（95％CI：0.63〜0.77）でともに高かった．

　頸部聴診法による誤嚥のスクリーニングの感度・特異度は，嚥下音と呼吸音の両方の結果を用いることで高くなる傾向にあり，呼吸音あるいは嚥下音だけによる誤嚥を検出する感度，特異度は高いとはいえない．不精確さは「なし」，出版バイアスは「なさそう」と判断した．評定者内信頼性，評定者間信頼性も含めて，総合的にエビデンスの確実性（強さ）は C（弱）と判断した．

　頸部聴診法による呼吸音によって嚥下後の咽頭残留を判断した論文は 1 件あった．田村ら [14] の研究では，サンプル数が少なく，78.4±12.8 歳の脳血管疾患後遺症による嚥下障害のある要介護者 8 人に対してバリウムゼリーを用いた VF と食事中に頸部聴診法を行った結果，咽頭残留の有病率は 63％であり，感度は 0.60（95％CI：0.15〜0.95），特異度は 0.67（95％CI：0.09〜0.99）でともに低かった．不精確さは「深刻」，出版バイアスは「なし」と判断した．そのため，エビデンスの確実性（強さ）は D（とても弱い）と判断した．

　推奨決定のためのパネル会議では，エビデンスの確実性に加えて，費用，対象者の意向，対象者への負担，評価方法の信頼性と実施可能性，システマティックレビューの対象研究の非直接性について主に議論がなされた．頸部聴診法は身体診査技術の一環として時間・コストがかからず実施でき，誤嚥・咽頭残留のリスクが早期に発見できれば療養者の利益が大きいため，スクリーニング方法として推奨したい．しかし，誤嚥を示す呼吸音，嚥下音の判断を正確にすることができるためには教育が必要である．頸部聴診法による評価の信頼性についてみると，Nozue ら [3] の研究によると，呼吸音，嚥下音，両者についての評定者内信頼性を示す Kappa 係数は各々0.47（moderate），0.64（good），0.60（good）であった．Leslie ら [10] の研究では嚥下音の評定者内信頼性を示す Kappa 係数は平均 0.35（fair）に対し，評定者間信頼性を示す Kappa 係数は 0.17（poor）とかなり低かった．同様に，Stroud ら [9] の研究では頸部聴診法の評定者内信頼性を示す Kappa 係数は 0.55（moderate）に対して，評定者間信頼性を示す Kappa 係数は 0.28（fair）と低く，頸部聴診法による評価についての教育が必要なことが示唆されている．頸部聴診法は用いる液体，食物を限定しないため，実施が療養者の意向から大きく外れる場合はあまりないと考えられる．投票の結果，9 名中 8 名が「実施することに対する弱い推奨」，1 名が「実施することに対する強い推奨」に投票し，

89%の賛成をもって，「実施することに対する弱い推奨」に決定した．

以上から，本CQに対する推奨とエビデンスの強さは，GRADE 2C（推奨の強さ：弱，エビデンスの確実性（強さ）：弱）とする．

診療ガイドラインの適用にあたっての促進要因は，頸部聴診法は看護師が通常携帯する聴診器さえあれば実施できるということが挙げられる．阻害要因はアセスメント実施には経験を要し教育が必要なことが挙げられる．

4) データベース検索結果

aspiration pneumonia, aspiration, auscultation, cervical, deglutition disorder, dysphagia pharynx, oropharynx, pneumonia, residue, stethoscopes, swallowing sound，嚥下，嚥下障害，嚥下性，嚥下性肺炎，気道内誤嚥，吸引性肺炎，検査，検出，誤嚥，誤嚥性肺炎，残留，スクリーニング，聴診，肺炎，評価をキーワードとした．データベースはPubMed（2019年8月31日まで），Embase（2019年8月31日まで），CINAHL（2019年8月31日まで），Cochrane Library（2019年8月31日まで）及び医学中央雑誌（2019年8月31日まで），を用いた．その結果336件の研究が同定され，スクリーニングの結果13件の観察研究を採用した．データベース検索式は付録に含めた．

5) 文献検索フローチャート

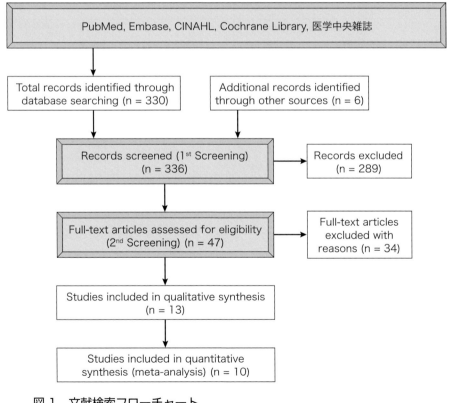

図1　文献検索フローチャート

6) 二次スクリーニング後の一覧表

表1　二次スクリーニング後の一覧表

文献	研究デザイン	P	インデックス検査	参照基準	O	除外	コメント
Shaw, 2004	横断観察研究	VF検査を受けた成人	PTによるbronchial auscultationとSpeech Language Pathologistによる誤嚥の臨床徴候の観察	VF	誤嚥及び誤嚥リスク検出の感度・特異度		
井上, 2007	横断観察研究	VF検査を受けた成人	頸部聴診法	VF	誤嚥検出の感度・特異度		
井上, 2005	横断観察研究	VF検査を受けた平均年齢72.2歳	頸部聴診法による呼吸音の変化の確認	VF	誤嚥検出の感度・特異度		
杉本, 2010	横断観察研究	VF検査を受けた患者（13～91歳）	頸部聴診法	VF	誤嚥検出の感度・特異度		
Caviedes, 2010	前向き観察研究	ICU患者（平均年齢70歳）	頸部聴診法（その他の方法も）	VE	誤嚥検出の感度・特異度		
渡邉, 2006	横断観察研究	VF検査及びスクリーニングテストが施行された口腔がん術後患者	頸部聴診法, RSST, MWST	VF	誤嚥検出の感度・特異度		
Ohshige, 2012	横断観察研究	術後の口腔がん患者	頸部聴診法	VF	誤嚥検出の感度・特異度		
Borr, 2007	横断観察研究	嚥下障害患者（平均年齢71歳）と健常者（25～44歳, 60～97歳）	頸部聴診法から得られた音の波形の解析	VF	誤嚥及び喉頭侵入検出の感度・特異度		
Leslie, 2004	横断観察研究	健常ボランティア（24～78歳）と脳卒中患者（65～90歳）	頸部聴診法	VF	評定者間の誤嚥及び喉頭侵入の検出結果の一致		
Santamato, 2009	横断観察研究	嚥下障害患者（平均年齢73.1歳）	マイクロフォンから得られた音の解析	VE	誤嚥・喉頭侵入の検出の感度・特異度		
Stroud, 2002	横断観察研究	嚥下障害患者（29～65歳）	頸部聴診法	VF	評定者間の誤嚥の検出結果の一致		
Nozue, 2017	横断観察研究	39～89歳の嚥下障害患者	頸部聴診法	VF	誤嚥及び喉頭侵入の検出感度・特異度		
田村, 2008	横断観察研究	脳血管疾患後遺症による摂食・嚥下障害患者	食事の観察と頸部聴診法	VF	嚥下後の喉頭蓋谷, 梨状窩の残留		

7) 採用論文リスト

表2 採用論文リスト

採用論文	Shaw JL, Sharpe S, Dyson SE, et al.	Bronchial auscultation: an effective adjunct to speech and language therapy bedside assessment when detecting dysphagia and aspiration? Dysphagia 2004; 19(4): 211-218.
採用論文	井上 登太, 鈴木 典子.	誤嚥時における身体評価 嚥下造影検査結果と頸部聴診法, 呼吸音聴取判定の相関性. 日本呼吸ケア・リハビリテーション学会誌 2007; 17(1): 50-56.
採用論文	井上 登太, 鈴木 典子, 出口 裕道ほか.	少量誤嚥時呼吸音・頸部聴診音評価の有効性. 日本摂食・嚥下リハビリテーション学会雑誌 2005; 9: 413-414.
採用論文	杉本 光徳, 原 裕子, 稲葉 美紀ほか.	頸部聴診と嚥下造影での誤嚥の判定. 静脈経腸栄養 2010; 25(1): 1269.
採用論文	Caviedes IR, Lavados PM, Hoppe AJ, et al.	Nasolaryngoscopic validation of a set of clinical predictors of aspiration in a critical care setting. J Bronchology Interv Pulmonol 2010; 17(1): 33-38.
採用論文	渡邉 哲, 大重 日出男, 宮地 斉ほか.	口腔癌術後嚥下障害のスクリーニング法について. 頭頸部癌 2006; 32(1): 34-39.
採用論文	Ohshige H, Miyachi H, Watanabe S, et al.	Screening tests for dysphagia in postoperative oral cancer patients. Hosp Dent (Tokyo) 2012; 24(2): 149-155.
採用論文	Borr C, Hielscher-Fastabend M, Lücking A.	Reliability and validity of cervical auscultation. Dysphagia 2007; 22(3): 225-234.
採用論文	Leslie P, Drinnan MJ, Finn P, et al.	Reliability and validity of cervical auscultation: A controlled comparison using videofluoroscopy. Dysphagia 2004; 19(4): 231-240.
採用論文	Santamato A, Panza F, Solfrizzi V, et al.	Acoustic analysis of swallowing sounds: A new technique for assessing dysphagia. J Rehabil Med 2009; 41(8): 639-645.
採用論文	Stroud AE, Lawrie BW, Wiles CM.	Inter-and intra-rater reliability of cervical auscultation to detect aspiration in patients with dysphagia. Clin Rehabil 2002; 16(6): 640-645.
採用論文	Nozue S, Ihara Y, Takahashi K, et al.	Accuracy of cervical auscultation in detecting the presence of material in the airway. Clin Exp Dent Res 2017; 3(6): 209-214.
採用論文	田村 文誉, 菊谷 武, 須田 牧夫ほか.	要介護者の食事観察評価とVF検査による摂食・嚥下機能評価との関連. 老年歯科医学 2008; 23(1): 50-55.

8) 定性的システマティックレビュー

表3　定性的システマティックレビュー

CQ	6	摂食嚥下障害が疑われる18歳以上の者に対して，頸部聴診法による誤嚥・咽頭残留のスクリーニングを行うとよいか．
P		摂食嚥下障害が疑われる18歳以上の者
I		頸部聴診法
C		VFまたはVE
臨床的文脈		本邦では，誤嚥・咽頭残留のスクリーニング検査として，病院・在宅などで反復唾液嚥下テスト（RSST），改訂水飲みテスト（MWST），フードテスト（FT），頸部聴診法などが実施されている．そのなかでも頸部聴診法（cervical auscultation）は，身体検査技術として左右の頸部（輪状軟骨直下気管外側にあたる皮膚）に聴診器を用いて，嚥下前後の呼吸（気管音）を聴診することによって誤嚥，咽頭残留の有無を判断する方法である．そのため，患者の負担が少なく，指示動作ができない認知機能の低下がある療養者に対しても実施することができる．頸部で聴診できる音は，食塊を嚥下する際に咽頭部で生じる嚥下音ならびに嚥下前後の呼吸音である．嚥下音の性状，長さ及び呼吸音の性状や発生するタイミングを聴取して，主に患者の咽頭期における嚥下障害を判定する．その際には，嚥下前のクリアな呼吸音をしっかり確認して，この嚥下音と嚥下後の呼吸音を比較することが非常に重要である．健常例では嚥下前に清明な呼吸音が聴取でき，嚥下に伴う呼吸停止，嚥下音，嚥下後の清明な呼吸音が聴取できる．一方，嚥下時にむせに伴う喀出音，泡立ち音（bubbling sound）などの嚥下音や，嚥下直後に湿性音，むせに伴う喀出音，喘鳴様呼吸音が聴取されれば誤嚥を疑う．また，嚥下直後に嗽音，液体の振動音などの呼吸音が聴取されれば咽頭残留を疑う．
O1		誤嚥検出における真陽性，真陰性，偽陽性，偽陰性
非直接性のまとめ		対象者に健常者が含まれる研究も含んでおり，非直接性は「なさそう」とした．
バイアスリスクのまとめ		検査者がインデックス検査または参照基準の結果から盲検化されていない，または盲検化されているか不明な場合があり，バイアスリスクは「なさそう」とした．
非一貫性その他のまとめ		感度・特異度にばらつきがみられ，非一貫性は「なさそう」とした．
コメント		頸部聴診法による誤嚥のスクリーニングの感度・特異度は，嚥下音と呼吸音の両方の結果を用いることで高くなる傾向にあるが，呼吸音だけ，嚥下音だけによって誤嚥を検出する場合は感度，特異度は高いとはいえない．
O2		咽頭残留の検出の感度・特異度（真陽性，真陰性，偽陽性，偽陰性）
非直接性のまとめ		「なし」と判断した．
バイアスリスクのまとめ		インデックス検査の検査者について参照基準の検査結果から，盲検化されていたか記載がなく，「なさそう」とした．
非一貫性その他のまとめ		論文が1件のみであり不精確さは「深刻」と判断した．

9) メタアナリシス

　頸部聴診法による呼吸音，嚥下音，呼吸音と嚥下音の結果から誤嚥をスクリーニングした記述がある10論文についてメタアナリシスを実施した．2つ以上の結果が示されている研究については，最もよい値を用いてメタアナリシスを行った．参照基準としたVF/VEで誤嚥と診断された者に対して頸部聴診法によって誤嚥を疑われた者の割合を示す感度は0.83（95%CI：0.72〜0.91）であった．逆に，VF/VEで誤嚥でないと診断された者に対して頸部聴診法によって誤嚥でないとされた者の割合を示す特異度を統合すると0.79（95%CI：0.67〜0.88）であった（図2）．

　頸部聴診法による呼吸音，嚥下音の結果から誤嚥をスクリーニングする感度・特異度を各々メタアナリシスした結果をみると，感度は各々0.78（95%CI：0.56〜0.91），0.70（95%CI：0.53〜0.83），特異度は各々0.65（95%CI：0.67〜0.88），0.85（95%CI：0.54〜0.97）であった（図3，図4）．

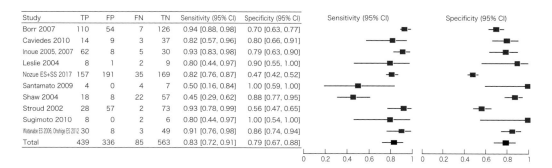

Study	TP	FP	FN	TN	Sensitivity (95% CI)	Specificity (95% CI)
Borr 2007	110	54	7	126	0.94 [0.88, 0.98]	0.70 [0.63, 0.77]
Caviedes 2010	14	9	3	37	0.82 [0.57, 0.96]	0.80 [0.66, 0.91]
Inoue 2005, 2007	62	8	5	30	0.93 [0.83, 0.98]	0.79 [0.63, 0.90]
Leslie 2004	8	1	2	9	0.80 [0.44, 0.97]	0.90 [0.55, 1.00]
Nozue ES+SS 2017	157	191	35	169	0.82 [0.76, 0.87]	0.47 [0.42, 0.52]
Santamato 2009	4	0	4	7	0.50 [0.16, 0.84]	1.00 [0.59, 1.00]
Shaw 2004	18	8	22	57	0.45 [0.29, 0.62]	0.88 [0.77, 0.95]
Stroud 2002	28	57	2	73	0.93 [0.78, 0.99]	0.56 [0.47, 0.65]
Sugimoto 2010	8	0	2	6	0.80 [0.44, 0.97]	1.00 [0.54, 1.00]
Watanabe ES 2006, Ohshige ES 2012	30	8	3	49	0.91 [0.76, 0.98]	0.86 [0.74, 0.94]
Total	439	336	85	563	0.83 [0.72, 0.91]	0.79 [0.67, 0.88]

図2 頸部聴診法によって誤嚥をスクリーニングした際の感度・特異度に関する比較

注）ES：expiratory sound，SS：swallowing sound，TP：true positive 真陽性，FP：false positive 偽陽性，FN：false negative 偽陰性，TN：true negative 真陰性

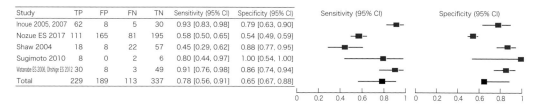

Study	TP	FP	FN	TN	Sensitivity (95% CI)	Specificity (95% CI)
Inoue 2005, 2007	62	8	5	30	0.93 [0.83, 0.98]	0.79 [0.63, 0.90]
Nozue ES 2017	111	165	81	195	0.58 [0.50, 0.65]	0.54 [0.49, 0.59]
Shaw 2004	18	8	22	57	0.45 [0.29, 0.62]	0.88 [0.77, 0.95]
Sugimoto 2010	8	0	2	6	0.80 [0.44, 0.97]	1.00 [0.54, 1.00]
Watanabe ES 2006, Ohshige ES 2012	30	8	3	49	0.91 [0.76, 0.98]	0.86 [0.74, 0.94]
Total	229	189	113	337	0.78 [0.56, 0.91]	0.65 [0.67, 0.88]

図3 頸部聴診法（呼吸音）によって誤嚥をスクリーニングした際の感度・特異度に関する比較

注）ES：expiratory sound，TP：true positive 真陽性，FP：false positive 偽陽性，FN：false negative 偽陰性，TN：true negative 真陰性

Study	TP	FP	FN	TN	Sensitivity (95% CI)	Specificity (95% CI)
Leslie 2004	8	1	2	9	0.80 [0.44, 0.97]	0.90 [0.55, 1.00]
Nozue ES 2017	139	181	53	179	0.72 [0.65, 0.79]	0.50 [0.44, 0.55]
Santamato 2009	4	0	4	7	0.50 [0.16, 0.84]	1.00 [0.59, 1.00]
Stroud 2002	28	57	2	73	0.93 [0.78, 0.99]	0.56 [0.47, 0.65]
Watanabe SS 2006, Ohshige SS 2012	18	2	15	55	0.55 [0.36, 0.72]	0.96 [0.88, 1.00]
Total	197	241	76	323	0.70 [0.53, 0.83]	0.85 [0.54, 0.97]

図4 頸部聴診法（嚥下音）によって誤嚥をスクリーニングした際の感度・特異度に関する比較

注）ES：expiratory sound，SS：swallowing sound，TP：true positive 真陽性，FP：false positive 偽陽性，FN：false negative 偽陰性，TN：true negative 真陰性

文献

1) Lagarde ML, Kamalski DM, van den Engel-Hoek L. The reliability and validity of cervical auscultation in the diagnosis of dysphagia: A systematic review. Clin Rehabil 2016; **30**(2): 199-207.

2) Shaw JL, Sharpe S, Dyson SE, et al. Bronchial auscultation: an effective adjunct to speech and language therapy bedside assessment when detecting dysphagia and aspiration? Dysphagia 2004; **19**(4): 211-218.

3) Nozue S, Ihara Y, Takahashi K, et al. Accuracy of cervical auscultation in detecting the presence of material in the airway. Clin Exp Dent Res 2017; **3**(6): 209-214.

4) 井上 登太，鈴木 典子．誤嚥時における身体評価 嚥下造影検査結果と頸部聴診法，呼吸音聴取判定の相関性．日本呼吸ケア・リハビリテーション学会誌 2007; **17**(1): 50-56.

5) 井上 登太，鈴木 典子，出口 裕道ほか．少量誤嚥時呼吸音・頸部聴診音評価の有効性．日本摂食・嚥下リハ

ビリテーション学会雑誌 2005; **9**: 413-414.

6) 渡邉 哲, 大重 日出男, 宮地 斉ほか. 口腔癌術後嚥下障害のスクリーニング法について. 頭頸部癌 2006; **32**(1): 34-39.

7) Ohshige H, Miyachi H, Watanabe S, et al. Screening tests for dysphagia in postoperative oral cancer patients. Hosp Dent (Tokyo) 2012; **24**(2): 149-155.

8) 杉本 光徳, 原 裕子, 稲葉 美紀ほか. 頸部聴診と嚥下造影での誤嚥の判定. 静脈経腸栄養 2010; 25: 1269.

9) Stroud AE, Lawrie BW, Wiles CM. Inter-and intra-rater reliability of cervical auscultation to detect aspiration in patients with dysphagia. Clin Rehabil 2002; **16**(6): 640-645.

10) Leslie P, Drinnan MJ, Finn P, et al. Reliability and validity of cervical auscultation: A controlled comparison using video-fluoroscopy. Dysphagia 2004; **19**(4): 231-240.

11) Santamato A, Panza F, Solfrizzi V, et al. Acoustic analysis of swallowing sounds: A new technique for assessing dysphagia. J Rehabil Med 2009; **41**(8): 639-645.

12) Caviedes IR, Lavados PM, Hoppe AJ, et al. Nasolaryngoscopic validation of a set of clinical predictors of aspiration in a critical care setting. J Bronchology Interv Pulmonol 2010; **17**(1): 33-38.

13) Borr C, Hielscher-Fastabend M, Lücking A. Reliability and validity of cervical auscultation. Dysphagia 2007; **22**(3): 225-234.

14) 田村 文誉, 菊谷 武, 須田 牧夫ほか. 要介護者の食事観察評価と VF 検査による摂食・嚥下機能評価との関連. 老年歯科医学 2008; **23**(1): 50-55.

CQ 7

摂食嚥下障害が疑われる 18 歳以上の者に対して，教育プログラムを受けた看護師が超音波診断装置での観察による誤嚥・咽頭残留のスクリーニングを行うとよいか．

1) 推奨文

○摂食嚥下障害が疑われる 18 歳以上の者に対して，超音波診断装置での誤嚥・咽頭残留の観察の教育を受け，超音波診断装置での誤嚥・咽頭残留観察技術について指導者より実践可能なレベルであると認められた者が，超音波診断装置の設備がある施設及び事業所では超音波診断装置による誤嚥・咽頭残留のスクリーニングを実施することを提案する．

GRADE 2C（推奨の強さ：弱，エビデンスの確実性（強さ）：弱）

[付帯事項] 使用する機器の条件として，リニアプローブが接続できることが必要である．プローブは，周波数 5～15MHz の範囲で帯域幅を備えているとよい．機器の解像度は，甲状軟骨と喉頭蓋の輪郭を明瞭に描出できるレベルであることが望ましい．

2) 背景・目的

摂食嚥下障害の確定診断は，医療機関では VF や VE などが用いられる．在宅では，VF による検査ができないため，内視鏡による嚥下観察が用いられる．内視鏡では嚥下機能，器質性病変，誤嚥・喉頭侵入・残留の観察が可能となる．ただし，ホワイトアウトにより誤嚥を直接観察できないというデメリットがある．一方，超音波診断装置による観察では低侵襲な観察方法で誤嚥の有無・残留の有無が確認できる．そのため，低侵襲な超音波診断装置での観察によって，まず誤嚥・咽頭残留のスクリーニングを行い，さらに詳細な観察が必要と考えられる場合は内視鏡での観察に進むことが望ましい．

摂食嚥下障害患者嚥下スクリーニングについては日本耳鼻咽喉科学会が「嚥下障害診療ガイドライン 2018 年版」[1] を公表している．このガイドラインでは超音波診断装置による観察については触れていない．日本摂食嚥下リハビリテーション学会・医療検討委員会からは「摂食嚥下障害の評価 2019」[2] が公表されている．このマニュアルは主に国内で使われる様々な摂食嚥下障害の評価方法について解説をしたものであるが，超音波診断装置による観察については記載がない．国外において National clinical guideline for oropharyngeal dysphagia - screening, assessment and selected initiatives. (SST(DK) - Danish Health Authority 2016)[3] があるが，超音波診断装置によるスクリーニングには触れていない．

そこで，本 CQ では摂食嚥下障害が疑われる 18 歳以上を主な対象とし，超音波診断装置での観察による摂食嚥下障害（誤嚥，咽頭残留）のスクリーニングの感度・特異度についての国内外の文献からエビデンスを検証した．感度・特異度を確認する参照基準は，VF または VE とした．

3) 解説

エビデンスの選択基準は横断観察研究またはコホート研究とした．本システマティックレビューに用いた論文は，超音波診断装置によるスクリーニング感度・特異度について，誤嚥の検出に関

して4件の横断研究，咽頭残留の検出に関して1件の横断研究であった．

　超音波診断装置での観察対象は，舌骨の動きを観察した論文が1件，舌の動きを観察した論文が1件，気管への誤嚥もしくは残留した食塊や液体を観察した論文が3件であった．

　嚥下中の舌骨の動きを超音波診断装置で観察をした研究[4]は，韓国の総合病院のリハビリテーション科で61.2±16.4歳の摂食嚥下障害患者（脳卒中86.5%）52人に対して行われた．誤嚥，喉頭侵入の有病率は60%であった．直立で首をまっすぐにした姿勢で造影剤入りの5mLの液体を嚥下した際に超音波診断装置を用いて，舌骨の移動距離をBモードで観察した．その結果，参照基準を同日に施行したVFとし，カットオフポイントを13.5mmとした誤嚥の検出の感度は0.84（95%CI：0.66〜0.95），特異度は0.81（95%CI：0.58〜0.95）であり，ともに高かった．

　また，72.2±10.7歳の急性脳卒中患者100人に，30度頭部挙上の姿勢で唾液や液体の嚥下に伴う舌の上下運動を，超音波診断装置を用いてMモードで測定した研究がある[5]．摂食嚥下障害の有病率は24%であった．参照基準をVFとし，カットオフポイントを嚥下時の舌の上への動きの速度63.55mm/sとした際の誤嚥の検出の感度は0.83（95%CI：0.63〜0.95），特異度は0.88（95%CI：0.79〜0.94）であり，ともに高かった．

　誤嚥した食塊を検出する研究として，本邦の総合病院の嚥下障害外来で行われた研究がある[6]．70±7.6歳の嚥下障害患者17人を対象に行い，トロミのついた液体と固形物を嚥下してもらい，超音波診断装置を用いて気管内の誤嚥した食塊をBモードで検出した研究である．参照基準をVF/VEとし，気管壁に沿って移動する食塊が高エコー域として見られた際を誤嚥とした感度は0.64（95%CI：0.31〜0.89）と低く，特異度は0.84（95%CI：0.66〜0.95）と高かった．

　さらにこの画像に画像処理を加えることで誤嚥の感度を上げることを試みた研究[7]がある．摂食嚥下外来の患者17人に対し，トロミのついた液体と固形物を嚥下してもらい，VEかVFを受ける際に同時に超音波診断装置でBモード動画を撮影し，画像の鮮明化，誤嚥所見の着色などの画像処理を加えて観察した．誤嚥の検出の感度は0.91（95%CI：0.59〜1.00），特異度は0.94（95%CI：0.79〜0.99）であり，ともに高かった．特に粘度の低い液体の誤嚥は検出時間が短いため肉眼的観察だけでは誤嚥の検出は困難だったとしている．

　超音波診断装置による誤嚥の検出について4件の研究のメタアナリシスでは感度は0.82（95%CI：0.72〜0.89），特異度は0.87（95%CI：0.81〜0.92）とともに高かった．いずれの研究もエビデンスの質を下げるかもしれない要因のリスクは，なしあるいは低リスクであった．システマティックレビューの対象となった研究のうち4件中2件は医師による超音波検査の実施，2件は看護師による超音波検査の実施であった．超音波検査の実施と観察方法についての教育プログラムを受け，指導者より実践可能と認められた者であればアセスメントの質は担保されると考えられたため，非直接性によるエビデンスのグレードダウンは実施しなかった．不精確さは「なし」，出版バイアスは「なさそう」と判断した．以上よりエビデンスの確実性（強さ）はC（弱）と判断した．

　咽頭への残留については，本邦の総合病院の嚥下外来の患者で60歳以上の9人に対してトロミのついた液体と固形物を嚥下してもらい，看護師が超音波診断装置で咽頭残留の検出を試みた研究[8]がある．咽頭残留があった場合，超音波診断装置では声帯上に高エコー域として映し出される．参照基準をVEとした時，咽頭残留の有病率は68%であり，超音波診断装置による咽頭残留の検出の感度は0.62（95%CI：0.32〜0.86），特異度は0.67（95%CI：0.22〜0.96）で，ともに低かった．咽頭への残留については，この1つの研究のみがシステマティックレビューの対象であり対象者数が少ない．そのため，エビデンスの質を下げるかもしれない要因については不精確さは「深刻」，出版バイアスは「なし」と判断した．最終的なエビデンスの確実性（強さ）はD（とても弱い）

と判断した.

　超音波診断装置を用いた摂食嚥下障害のスクリーニングの感度・特異度については，システマティックレビューできる研究が少なく[9]，誤嚥と咽頭への残留ともに対象者が少ないため，総合的にエビデンスの確実性（強さ）はC（弱）とした.

　推奨決定のためのパネル会議では，エビデンスの確実性に加えて，対象者への不利益の可能性，費用，対象者の意向，評価方法の信頼性と実施可能性，システマティックレビューの対象研究の非直接性について主に議論がなされた．推奨の強さについては，超音波診断装置での観察の結果，偽陽性の患者には不要なVEまたはVF検査や食事制限が行われる可能性がある．また偽陰性の患者には，嚥下機能に見合わない食事の提供がなされ不利益が生じる危険性がある．そのためテストにかける時間や労力が増えても，食事の観察や他のスクリーニング結果も踏まえ偽陽性，偽陰性を減らす努力が必要である.

　超音波診断装置を導入するにはコストがかかるが，他の用途で超音波診断装置を使用している施設においてはスクリーニングの実施が比較的容易に可能である．ただし，スクリーニングが可能となる画像の撮像，判断ができるようにするために実施者の教育をすることが必須である．投票の結果，8名中5名が「実施することに対する弱い推奨」，2名が「実施することに対する強い推奨」，1名が「推奨しない」に投票した．63%の賛成であり，基準とする3分の2の賛成に到達しなかったが，侵襲性の低い検査であり益が害を上回ると予想されること，コストについては今後の検査の普及によって低減する可能性があることから，今後の臨床現場での普及を推進する意味も込め，「実施することに対する弱い推奨」に決定した.

　以上から，本CQに対する推奨とエビデンスの強さは，GRADE 2C（推奨の強さ：弱，エビデンスの確実性（強さ）：弱）とした.

4) データベース検索結果

　aspiration pneumonia, aspiration, assess, evaluate, deglutition disorders, deglutition, swallow, dysphagia, echo tomograph, echography, sonography, echotomography, esophagus, pharynx, oropharynx, pneumonia, screening, predict, test, tests, detect, ultrasonography, ultrasound, 嚥下障害, 嚥下性肺炎, 気道内誤嚥, 吸引性肺炎, 検査, 検出, 誤嚥, 誤嚥性肺炎, スクリーニング, 残留, 超音波, 肺炎-嚥下性, 評価, をキーワードとした．データベースには，PubMed（2019年8月31日まで），Embase（2019年8月31日まで），CINAHL（2019年8月31日まで），Cochrane Library（2019年8月31日まで）及び医学中央雑誌（2019年8月31日まで），を用いた．その結果，770件の研究が同定され，スクリーニングの結果5件の観察研究を採用した．データベース検索式は付録に含めた.

5）文献検索フローチャート

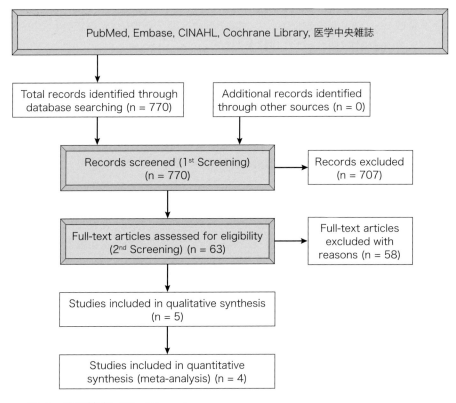

図1　文献検索フローチャート

6）二次スクリーニング後の一覧表

表1　二次スクリーニング後の一覧表

文献	研究デザイン	P	I	C	O	除外	コメント
Miura, 2014	横断観察研究	60歳以上でVEまたはVF検査を受けた者	超音波画像を画像処理した画像を見ての誤嚥の有無の評価	VE/VF	誤嚥検出の感度・特異度		
Miura, 2014	横断観察研究	嚥下障害患者	超音波診断装置による誤嚥の判断	VE/VF	誤嚥検出の感度・特異度		
Lee, 2016	横断観察研究	嚥下障害のある患者52人	超音波診断装置で，舌骨移動距離を計算し，健常者，貫通，誤嚥で比較	VF	誤嚥，喉頭侵入を予測する感度・特異度		
Tomii, 2011	横断観察研究	嚥下障害のある脳卒中患者	Mモードで計測した舌部の移動スピード	VF	誤嚥検出の感度・特異度		
Miura, 2016	横断観察研究	VEの検査を受けた者	超音波診断装置で，喉頭蓋谷の残留の有無を検出	VE	咽頭残留検出の感度・特異度		

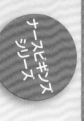

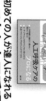

実習記録作成の強い味方

"症状別&疾患別"看護過程

根拠がわかる 症状別 看護過程 改訂第3版

こころと
からだの69症状
事例展開と
関連図

編集 関口恵子・北川さなえ

■B5判・728頁 2016.3.
ISBN978-4-524-26119-2
定価5,280円（本体4,800円＋税）

身体症状に加えて心理・社会的症状を含む、69症状を収載。看護過程を事例を用いて具体的に解説。体像がアセスメントできるように配慮した。今改訂で、オールカラー化し、ケアに必要な基礎的知識は図版の追加でさらにわかりやすくなった。看護の視点から人間を捉えた「症状別看護」の決定版。

カラーイラストで
症状をしっかり理解！
検査・治療・看護の
ポイントがわかる！

看護過程を
事例で理解！
イメージできれば
実習もこわくない！

看護学生の臨地実習時の看護計画の立案や実習記録作成時の参考書として大好評。病態・治療・ケア関連図、疾患の医学的理解、標準的看護過程（計画）に加え、具体的な事例の紹介で実践が手に取るようにわかる。今改訂では、疾患の発症から終わりまでが一目でわかる好評の関連図をさらに目やすく整理した。

わくわく

病態生理と
実践がみえる
関連図と
事例展開

根拠がわかる

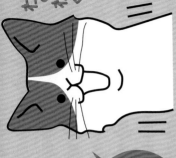

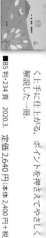
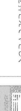

〈上手に仕上がる、ポイントを押さえてやさしく解説した一冊。

護から一歩前に進み、主体的な看護を実践できる一冊。

■B5判 234頁 2020.3. 定価2,640円（本体2,400円＋税）

本物の呼吸音

うる呼吸音が聴かれるか、の双方向の視点から

●編集 三浦稚郁子 井口信雄

■B5判 326頁 2019.6. 定価3,740円（本体3,400円＋税）

■B5判 130頁 2019.5. 定価4,180円（本体3,800円＋税）

実践の場で要求されるハイレベルな知識をわかりやすく解説。

循環器内科エキスパートナーシング
296頁 2020.9. ISBN978-4-524-25962-5 定価4,180円（本体3,800円＋税）

心臓外科エキスパートナーシング（改訂第4版）
396頁 2019.3. ISBN978-4-524-25272-5 定価4,290円（本体3,900円＋税）

皮膚科エキスパートナーシング（改訂第2版）
390頁 2018.4. ISBN978-4-524-25193-3 定価4,620円（本体4,200円＋税）

耳鼻咽喉科エキスパートナーシング
526頁 2015.12. ISBN978-4-524-26125-3 定価4,620円（本体4,200円＋税）

眼科エキスパートナーシング（改訂第2版）
262頁 2015.6. ISBN978-4-524-26411-7 定価4,290円（本体3,900円＋税）

血液・造血器疾患エキスパートナーシング
326頁 2015.3. ISBN978-4-524-26602-9 定価4,180円（本体3,800円＋税）

臨床場面でわかる！くすりの知識 改訂第2版

ナースが出会う14の場面、134の疑問

●監修 五味田裕 ●編集 荒木博陽

・ナースが頻回する「現場の疑問」を、イラスト・薬剤の写真を用いて、ていねいに掘り下げやさしく解説。禁忌事項・必須知識に重要度のランク分けがあるためメリハリをつけて便利。

■AB判 294頁 2019.9. 定価3,080円（本体2,800円＋税）

看取りのケア プラクティス×エビデンス 今日から活かせる72のエッセンス

●編集 宮下光令・林ゑり子

・看取りの期における患者・家族の意向を踏まえ、専門的かつ正しい知識をもってよいケアを実践する指針をおくる臨床ナースのための実践書。デスカンファレンスの進め方を盛り込み、患者・家族のケアだけでなく医療者自身のケアにも言及した。

■B5判 312頁 2018.2. 定価3,300円（本体3,000円＋税）

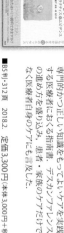
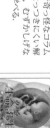
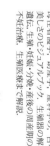
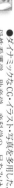

基礎から学ぶ 医療関連感染対策 標準予防策からサーベイランスまで 改訂第3版

●著 坂本史衣

・今改訂では、関連するガイドラインに基づく記述のアップデートに加え、輸入感染症等の項目を新設。臨床での具体的な感染対策に活用できるチェック項目などを提示し、実用的な部分を意識して解説を加えた。

■B5判 192頁 2019.2. 定価3,080円（本体2,800円＋税）

整形外科ガール ケアにいかす解剖・疾患・手術

●著 清水健太郎

・マンガ解剖図、オモシロイラスト、手術ジェニー、画像、4コマ漫画、知的で奇々怪なコラムで、組織や骨格等々、とっつきにくい解剖も、ふしぎなウンチク解説で、むずかしげな手術も、楽しみながらスイスイ学べる。

■AB判 302頁 2014.2. 定価3,520円（本体3,200円＋税）

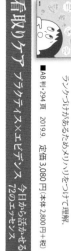

みえる生命誕生 受胎・妊娠・出産

●監訳 池ノ上克・前原澄子

・ダイナミックなCG・イラストや写真を多用して、母性看護学、助産学、産科学等の、目を見はる遺伝、生命・妊娠・分娩・産褥期の周産期の過程など、不妊治療、生殖医療まで解説。

■A4変型判 256頁 2013.11. 定価6,160円（本体5,600円＋税）

エキスパートナーシングシリーズ 各B5判

認知症看護の扉 パーソン・センタード・ケアでひらく認知症看護の扉

・これからの認知症看護に欠かせない“パーソン・センタード・ケア”の概念を基盤に、認知症の人の視点に立ち、認知症と共に生きる人を理解するところから、認知症ケアの方法論を展開。理解法をていねいに解説。

●編集 鈴木みずえ・酒井郁子

■B5判 332頁 2018.1. 定価4,180円（本体3,800円＋税）

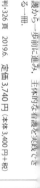
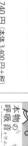
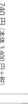
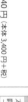
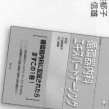

循環器内科に配属されたらまずこの1冊！

NANKODO 南江堂

〒113-8410 東京都文京区本郷三丁目42-6 （営業） TEL 03-3811-7239 FAX 03-3811-7230 www.nankodo.co.jp

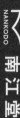

20201218isu

7) 採用論文リスト

表2 採用論文リスト

採用論文	Lee YS, Lee KE, Kang Y, et al.	Usefulness of submental ultrasonographic evaluation for dysphagia. Ann Rehabil Med 2016; 40(2): 197-205.
採用論文	Tomii Y, Matsuoka H, Torii T, et al.	A new ultrasound method for evaluating dysphagia in acute stroke patients. Int J Stroke 2011; 6(3): 279-280.
採用論文	Miura Y, Nakagami G, Yabunaka K, et al.	Method for detection of aspiration based on B-mode video ultrasonography. Radiol Phys Technol 2014; 7(2): 290-295.
採用論文	Miura Y, Nakagami G, Yabunaka K, et al.	Method for detecting aspiration based on image processing-assisted B-mode video ultrasonography. J Nurs Sci Engineer 2014; 1(1): 12-20.
採用論文	Miura Y, Nakagami G, Yabunaka K, et al.	Detecting pharyngeal post-swallow residue by ultrasound examination: a series. Med Ultrason 2016; 18(3): 288-293.

8) 定性的システマティックレビュー

表3 定性的システマティックレビュー

CQ	7	摂食嚥下障害が疑われる18歳以上の者に対して，教育プログラムを受けた看護師が超音波診断装置での観察による誤嚥・咽頭残留のスクリーニングを行うとよいか．
P		摂食嚥下障害が疑われる18歳以上の者
I		超音波診断装置での観察
C		VF または VE
臨床的文脈		超音波診断装置による観察では低侵襲な観察方法で誤嚥の有無・残留の有無が確認できる．そのため，低侵襲な超音波診断装置での観察によって，まず誤嚥・咽頭残留のスクリーニングを行い，さらに詳細な観察が必要と考えられる場合は内視鏡での観察に進むことが望ましい．
O1		誤嚥検出における真陽性，真陰性，偽陽性，偽陰性
非直接性のまとめ		「なし」と判断した．
バイアスリスクのまとめ		検査者がインデックス検査または参照基準の結果から盲検化されていない，または盲検化されているか不明な場合があり，バイアスリスクは「なさそう」と判断した．
非一貫性その他のまとめ		感度・特異度にばらつきがみられ，非一貫性は「なさそう」と判断した．
コメント		いずれの研究もエビデンスの質を下げるかもしれない要因のリスクは，なしあるいは低リスクであったが，サンプル数が少なく精確性が低い．
O2		咽頭残留の検出における真陽性，真陰性，偽陽性，偽陰性
非直接性のまとめ		「なし」と判断した．
バイアスリスクのまとめ		検査者が参照基準の結果から盲検化されているか不明であり，バイアスリスクは「なさそう」と判断した．
非一貫性その他のまとめ		対象となった論文が1件のみであり不精確性について「深刻」と判断した．
コメント		対象となった論文は1件のみでありサンプルサイズも小さい．

9) メタアナリシス

　超音波診断装置による誤嚥の検出について4件の研究のメタアナリシスでは感度は0.82（95％CI：0.72～0.89），特異度は0.87（95％CI：0.81～0.92）であった（図2）.

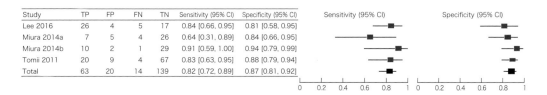

Study	TP	FP	FN	TN	Sensitivity (95% CI)	Specificity (95% CI)
Lee 2016	26	4	5	17	0.84 [0.66, 0.95]	0.81 [0.58, 0.95]
Miura 2014a	7	5	4	26	0.64 [0.31, 0.89]	0.84 [0.66, 0.95]
Miura 2014b	10	2	1	29	0.91 [0.59, 1.00]	0.94 [0.79, 0.99]
Tomii 2011	20	9	4	67	0.83 [0.63, 0.95]	0.88 [0.79, 0.94]
Total	63	20	14	139	0.82 [0.72, 0.89]	0.87 [0.81, 0.92]

図2　超音波診断装置を用いて誤嚥をスクリーニングした際の感度・特異度の比較

注）TP：true positive 真陽性，FP：false positive 偽陽性，FN：false negative 偽陰性，TN：true negative 真陰性

文献

1) 日本耳鼻咽喉科学会 編. 嚥下障害診療ガイドライン2018年版. 金原出版，東京，2018.

2) 日本摂食嚥下リハビリテーション学会・医療検討委員会 編. 摂食嚥下障害の評価，2019. https://www.jsdr.or.jp/wp-content/uploads/file/doc/assessment2019-announce.pdf（アクセス日 2021年1月31日）

3) National clinical guideline for oropharyngeal dysphagia – screening, assessment and selected initiatives. Danish Health Authority, Copenhagen, 2016.

4) Lee YS, Lee KE, Kang Y, et al. Usefulness of submental ultrasonographic evaluation for dysphagia. Ann Rehabil Med 2016; **40**(2): 197-205.

5) Tomii Y, Matsuoka H, Torii T, et al. A new ultrasound method for evaluating dysphagia in acute stroke patients. Int J Stroke 2011; **6**(3): 279-280.

6) Miura Y, Nakagami G, Yabunaka K, et al. Method for detection of aspiration based on B-mode video ultrasonography. Radiol Phys Technol 2014; **7**(2): 290-295.

7) Miura Y, Yabunaka K, Nakagami G, et al. Method for detecting aspiration based on image processing-assisted B-mode video ultrasonography. J Nurs Sci Engineer 2014; **1**(1): 12-20.

8) Miura Y, Nakagami G, Yabunaka K, et al. Detecting pharyngeal post-swallow residue by ultrasound examination: a case series. Med Ultrason 2016; **18**(3): 288-293.

9) Miura Y, Tamai N, Kitamura A, et al. Diagnostic accuracy of ultrasound examination in detecting aspiration and pharyngeal residue in patients with dysphagia: A systematic review and meta-analysis. Jpn J Nurs Sci 2020. DOI: 10.1111/jjns.12396 (in press)

CQ 8

摂食嚥下障害が疑われる 18 歳以上の者に対して，教育プログラムを受けた看護師が超音波診断装置での観察結果に基づいた摂食嚥下ケアを従来方法の観察に基づく摂食嚥下ケアに加えるとよいか.

1）推奨文

○摂食嚥下障害が疑われる 18 歳以上の者に対して，超音波診断装置での誤嚥・咽頭残留の観察の教育を受け，超音波診断装置での誤嚥・咽頭残留観察技術について指導者より実践可能なレベルであると認められた者が，超音波診断装置の設備がある施設及び事業所では超音波診断装置での観察結果に基づいた摂食嚥下ケアを行うことを提案する.

GRADE 2C（推奨の強さ：弱，エビデンスの確実性（強さ）：弱）

［付帯事項］使用する機器の条件として，リニアプローブが接続できることが必要である. プローブは，周波数 5～15MHz の範囲で帯域幅を備えているとよい. 機器の解像度は，甲状軟骨と喉頭蓋の輪郭を明瞭に描出できるレベルであることが望ましい.

2）背景・目的

　誤嚥性肺炎の予防には，摂食嚥下機能の評価と適切な摂食嚥下ケアの提供が必要である. 摂食嚥下障害を有する療養者への医療機器を用いた評価方法には，VF，VE，超音波診断装置などがある. VF，VE による評価方法がゴールドスタンダードであるが，超音波診断装置は VF や VE と比べ，ファイバー挿入，X 線，造影剤の使用などの問題がなく，非侵襲的な評価方法である. また，携帯性に優れており，療養者の日常の食事場面において梨状窩及び喉頭蓋谷の残留（咽頭残留）や誤嚥を評価することのできるモダリティで，日常的な評価ツールとして有用である. また，従来の観察場面の問題点であった不顕性誤嚥を検出できるのであれば，摂食嚥下ケアに対する有用性が非常に高くなる. しかしながら，従来の医療機器を用いない観察方法による摂食嚥下ケアと超音波診断装置による観察を加えた摂食嚥下ケアのどちらが患者アウトカムの改善に寄与するか不明である. そこで，国内外の文献から摂食嚥下障害が疑われる 18 歳以上の者に対して，超音波診断装置での観察結果に基づいた摂食嚥下ケアの有用性について検証した.

3）解説

　エビデンスの選択基準はランダム化比較対照試験としたが，基準を満たす研究がない場合は観察研究も対象とした. 本システマティックレビューに用いた論文は，Miura らの 1 論文であった[1]. Miura らの研究では，特別養護老人ホームの入所者のうち同意のとれたものを，介入群と対照群に分け，介入群には超音波診断装置での観察結果に基づいた摂食嚥下ケアを実施し，超音波診断装置を用いない標準的なケアを実施する対照群と比較して，8 週間後の誤嚥及び咽頭残留の発生頻度の増減を評価した. 2 群は摂食嚥下障害の有病率が偏らないように層化ランダム化法によって分けられた. 介入群は 23 人，平均 87 歳，摂食嚥下障害者 6 人（有病率 26.1%），対照群は 23 人，平均 85 歳，摂食嚥下障害者 5 人（有病率 21.7%）であった. 介入方法は，2 週ごとに計 4 回，食事中

Part 2 ● 各 CQ の推奨文とシステマティックレビュー

に超音波診断装置を用いて誤嚥と咽頭残留を観察し，観察結果に基づいた摂食嚥下ケアを推奨した．摂食嚥下ケアは，アルゴリズムで示され，超音波診断装置によって咽頭残留が認められれば交互嚥下を指導し，誤嚥が認められれば食物形態の変更やVEによる評価が勧められた．両群における介入前と8週間後の誤嚥及び咽頭残留の頻度を超音波診断装置で評価した．誤嚥の頻度が低下した患者の割合は，介入群で4.3%，対照群で0%であった．誤嚥及び残留頻度が減少した割合の中央値は，介入群31%，対照群11%であった．誤嚥の発生率のodds ratio（OR）は0.30（95%CI：0.03〜3.15），咽頭残留率のORは0.63（95%CI：0.10〜4.21）であった．誤嚥性肺炎の発生は介入群に2人（8.7%），対照群に1人（4.3%）認め，誤嚥性肺炎発生のORは2.09（95%CI：0.18〜24.87）であった．いずれのアウトカムでも介入による有意な減少は認められなかった．なお，Bモード超音波診断装置による誤嚥の検出の感度と特異度は，それぞれ91%，94%であり[2]，嚥下後の咽頭への残留物の感度と特異度は，それぞれ62%と67%である[3]．不精確さは誤嚥性肺炎の発生をアウトカムとした場合は「高（−2）」，誤嚥の発生率，咽頭残留率をアウトカムとした場合は「中/疑い（−1）」であると判断した．出版バイアスはいずれも「低（0）」と判断した．以上より，エビデンスの確実性（強さ）は「弱」とした．

　推奨決定のためのパネル会議では，エビデンスの確実性に加えて，システマティックレビューの対象研究の非直接性，評価方法の信頼性と実施可能性，使用機器による結果の違い，費用，対象者の意向，対象者への負担について主に議論がなされた．Miuraらの研究では，65歳以上の患者に限定されており，成人期の対象が含まれていないため，18歳以上64歳未満の成人の患者への適応には注意が必要である．また，超音波診断装置における観察に関して，嚥下に関連する解剖，メカニズム，超音波診断装置の取り扱いや特性を理解した看護師の人材育成が重要である．したがって，有用な検査ではあるが，一定の技術・知識を得たものが実施する必要がある．また，使用する超音波診断装置の性能にもアセスメント結果は影響を受ける．さらに観察結果から次にどのように対応するか（食形態，姿勢調整）に関しては状況判断が必要であり，超音波診断装置のトレーニング以外に摂食嚥下リハビリテーションに関する教育が必要である．また，超音波診断装置での評価方法は，現時点で保険収載がされていないため，コスト面において負担が増す可能性がある．検査食を限定しないため，用いる食物が療養者の意向から大きく外れることはないが，頸部に機器を接触させるため，そのことが意向にそぐわない可能性はある．投票の結果，8名中6名が「介入をすることに対する弱い推奨」，1名が「介入をすることに対する強い推奨」，1名が「推奨しない」に投票し，75%の賛成をもって，「実施することに対する弱い推奨」に決定した．したがって，推奨の強さはC（弱）とした．

4) データベース検索結果

　aspiration pneumonia, acoustic, aspiration, dysphagia, care, nursing, deglutition disorder, echography, echotomography, exercise, training, rehabilitation, residue, swallow, sonography, swallowing care, ultrasound, 嚥下ケア，嚥下サポート，嚥下リハ，嚥下訓練，嚥下支援，嚥下障害，嚥下性肺炎，気道内誤嚥，吸引性肺炎，誤嚥，誤嚥性肺炎，残留，超音波，肺炎-嚥下性，をキーワードとした．データベースは，PubMed（2019年8月31日まで），Embase（2019年8月31日まで），CINAHL（2019年8月31日まで），Cochrane Library（2019年8月31日まで）及び医学中央雑誌（2019年8月31日まで）を用いた．その結果，139件の研究が同定され，スクリーニングの結果1件のランダム化比較対照試験を採用した．データベース検索式は付録に含めた．

5) 文献検索フローチャート

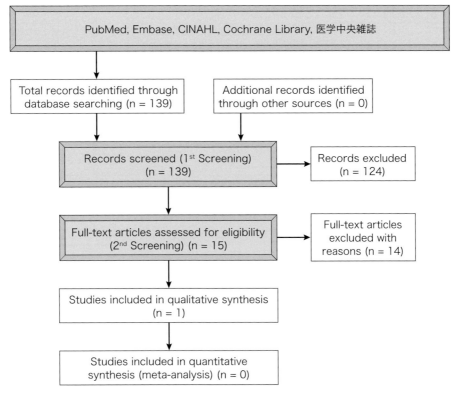

図1　文献検索フローチャート

6) 二次スクリーニング後の一覧表

表1　二次スクリーニング後の一覧表

文献	研究デザイン	P	I	C	O	除外	コメント
Miura, 2018	ランダム化比較対照試験	65歳以上の嚥下障害疑いの施設入所者	超音波診断装置を用いた観察によるケアの推奨	食事の観察に基づくケア	誤嚥性肺炎, 誤嚥の発生率, 咽頭残留率		

7) 採用論文リスト

表2　採用論文リスト

採用論文	Miura Y, Nakagami G, Yabunaka K, et al.	A randomized controlled trial to investigate the effectiveness of the prevention of aspiration pneumonia using recommendations for swallowing care guided by ultrasound examination. Healthcare 2018; 6(1): 15.

8）定性的システマティックレビュー

表3 定性的システマティックレビュー

CQ	8	摂食嚥下障害が疑われる18歳以上の者に対して，教育プログラムを受けた看護師が超音波診断装置での観察結果に基づいた摂食嚥下ケアを従来方法の観察に基づく摂食嚥下ケアに加えるとよいか．
P		18歳以上の摂食嚥下障害が疑われる者
I		超音波診断装置での観察結果に基づいた摂食嚥下ケアの推奨
C		従来方法の観察による摂食嚥下ケア
臨床的文脈		超音波診断装置による観察では低侵襲な観察方法で誤嚥の有無・残留の有無が確認できる．そのため，低侵襲な超音波診断装置による観察によって，まず誤嚥・咽頭残留のスクリーニングを行い，さらに詳細な観察が必要と考えられる場合は内視鏡での観察に進むことが望ましい．超音波診断装置による観察は，スクリーニング検査として，摂食嚥下ケアの選択のために用いられる．
O1		誤嚥性肺炎の発生
非直接性のまとめ		対象は65歳以上に限定されており，成人期（18歳以上65歳未満）の対象が含まれていない．年齢によってアウトカムは影響を受ける可能性を考え，グレードダウンし「中／疑い（－1）」と判断した．
バイアスリスクのまとめ		「低（0）」と判断した．
非一貫性その他のまとめ		不精確さについて，サンプルサイズが小さく効果推定値が出せておらず，「高（－2）」と判断した．
コメント		誤嚥性肺炎の発生は介入群に2人（8.7%），対照群に1人（4.3%）認め，誤嚥性肺炎発生のodds ratio（OR）は2.09（95% CI：0.18〜24.87）だったが，介入の違いによる有意差は認めなかった．
O2		誤嚥の発生率
非直接性のまとめ		対象は65歳以上に限定されており，成人期の対象が含まれていない．年齢によってアウトカムは影響を受ける可能性を考え，グレードダウンし「中／疑い（－1）」と判断した．
バイアスリスクのまとめ		「低（0）」と判断した．
非一貫性その他のまとめ		不精確さについて，サンプルサイズが小さく効果推定値が出せておらず，「中／疑い（－1）」と判断した．
コメント		誤嚥の発生率のORは0.30（95% CI：0.03〜3.15）であり，介入の違いによる有意差は認めなかった．
O3		梨状窩の残留率
非直接性のまとめ		対象は65歳以上に限定されており，成人期の対象が含まれていない．年齢によってアウトカムは影響を受ける可能性を考え，グレードダウンし「中／疑い（－1）」と判断した．
バイアスリスクのまとめ		「低（0）」と判断した．
非一貫性その他のまとめ		不精確さについて，サンプルサイズが小さく効果推定値が出せておらず，「中／疑い（－1）」と判断した．
コメント		咽頭残留率のORは0.63（95% CI：0.10〜4.21）であり，介入の違いによる有意差は認めなかった．

文献

1）Miura Y, Nakagami G, Yabunaka K, et al. A randomized controlled trial to investigate the effectiveness of the prevention of aspiration pneumonia using recommendations for swallowing care guided by ultrasound examination. Healthcare 2018; **6**(1): 15.

2）Miura Y, Nakagami G, Yabunaka K, et al. Method for detecting aspiration based on image processing-assisted B-mode video ultrasonography. J Nur Sci Eng 2014; **1**(1): 12-20.

3）Miura Y, Nakagami G, Yabunaka K, et al. Detecting pharyngeal post-swallow residue by ultrasound examination: a case series. Med Ultrason 2016; **18**(3): 288-293.

CQ 9

摂食嚥下障害が疑われる 18 歳以上の者に対して，教育プログラムを受けた看護師が内視鏡を用いて誤嚥・咽頭残留の観察を行うとよいか．

1) 推奨文

○今後の研究の発展とともにエビデンスの蓄積が期待される領域であり，十分配慮された臨床環境での研究が計画されるべきだろう．内視鏡での誤嚥・咽頭残留の観察の教育を受け，観察技術について指導医より実践可能なレベルであると認められた，摂食嚥下障害看護認定看護師及び，摂食嚥下について専門的な知識と経験を持ち合わせている看護師などが臨床現場で内視鏡を用いた誤嚥・咽頭残留の観察を行うことは可能である．

GRADE なし（推奨の強さ：なし，エビデンスの質：弱い）

2) 背景・目的

嚥下内視鏡検査は看護師が実施できる診療の補助に該当する行為に分類されており，0.2〜0.6%[1,2] と割合は低いものの，看護師が内視鏡を用いて嚥下観察を行っている実績がある．ここで，看護師が行う内視鏡を用いた嚥下観察は医行為に該当する．この診療ガイドラインにおいて看護師が行う内視鏡での嚥下観察は，鼻腔から軟口蓋まで内視鏡を挿入した状態での咽頭腔の観察とする．内視鏡での誤嚥・咽頭残留の観察の教育を受けた摂食嚥下障害看護認定看護師は，内視鏡での嚥下観察を行うために必要な知識と技術を有している．

しかしながら教育を受けた看護師による内視鏡での誤嚥・咽頭残留の観察の感度・特異度は不明である．今回，看護師と医師の評価の一致度について検証した．

3) 解説

エビデンスの選択基準は横断観察研究またはコホート研究とした．基準を満たす本 CQ に対するエビデンスを提示する論文は抽出されなかった．しかし，摂食嚥下障害看護認定看護師は，摂食嚥下機能評価を行うために必要な知識と技術を有し，臨床において摂食嚥下リハビリテーションを専門とする医師または歯科医師が実施する内視鏡検査に立ち会い，その画像をもとにチームメンバーとして患者の摂食嚥下機能評価を行っている．

推奨決定のためのパネル会議では，対象者の意向，対象者への負担，評価方法の信頼性と実施可能性，今後の研究と実践の可能性について主に議論がなされた．観察方法は鼻腔から軟口蓋まで内視鏡を挿入する方法であり，苦痛はほぼなく，対象者の嗜好に合わせた食品を用いることが可能なため，療養者の意向から大きく外れる場合はあまりないと考えられる．評価方法の信頼性と実施可能性については，近年，摂食嚥下障害看護認定看護師が内視鏡検査を行い誤嚥・咽頭残留を観察するための教育プログラムが開発され，その安全性と評価の正確性に関して報告されている[3]．摂食嚥下障害看護認定看護師 3 名が教育プログラムを受け，患者に内視鏡による嚥下観察を実践した．実践中に有害事象は発生しなかった．また，摂食嚥下障害看護認定看護師 3 名と摂食嚥下リハビリテーションを専門とする医師との評価の一致度は，10 症例までは 92.8〜95.9% で

Part 2 • 各 CQ の推奨文とシステマティックレビュー

あったが，11 症例以降は 100％であった．海外でも，系統立てた嚥下内視鏡検査の教育プログラムの有用性が示唆されている [4]．投票の結果，8 名中 1 名が「実施しないことに対する弱い推奨」，1 名が「実施することに対する強い推奨」，1 名が「実施することに対する弱い推奨」に投票し，5 名が「推奨の判断をしない」に投票した．したがって，推奨の強さは「なし」とした．今後，本 CQ については引き続き検討する必要性が高い．

4) データベース検索結果

　agreement, concordance, aspiration, deglutition disorder, endoscope, endoscopic assessment, endoscopic evaluation, endoscopy, fiberendoscopic evaluation, interrater, inter-rater, intra-rater, intrarater, pneumonia, swallowing, observer variation, 一致度, 一致不, 一致率, 嚥下, 嚥下障害, 嚥下性肺炎, 間一致, 観察者間, 観察者による差, 観察者内, 検者間, 検者内, 吸引性肺炎, 誤嚥, 誤嚥性肺炎, 内視鏡, 肺炎−誤嚥性, 評価者間, 評価者内, 評者間, 評者内, 不一致, をキーワードとした．データベースは，PubMed（2019 年 8 月 31 日まで），Embase（2019 年 8 月 31 日まで），CINAHL（2019 年 8 月 31 日まで），Cochrane Library（2019 年 8 月 31 日まで）及び医学中央雑誌（2019 年 8 月 31 日まで），を用いた．その結果，212 件の研究が同定され，スクリーニングの結果採用された論文はなかった．データベース検索式は付録に含めた．

5) 文献検索フローチャート

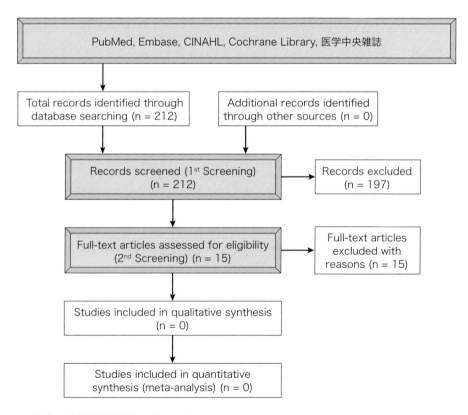

図 1　文献検索フローチャート

文献

1) 前原 正明（研究代表者）．平成 22 年度厚生労働省科学特別研究事業 看護業務実態調査 看護師が行う医行為の範囲に関する研究．https://mhlw-grants.niph.go.jp/niph/search/NIDD00.do?resrchNum=201005011A（アクセス日 2021 年 1 月 31 日）
2) 日本医師会．日本医師会調査 看護職員が行う医行為の範囲に関する調査．https://www.med.or.jp/dl-med/teireikaiken/20101111_3.pdf（アクセス日 2021 年 1 月 31 日）
3) Yoshida M, Kagaya H, Kamakura Y, et al. Safety and the effectiveness of a new education program for nurses to assess swallowing function using fiberoptic endoscopic evaluation of swallowing. Jpn J Nurs Sci 2020; **17**(2): e12313.
4) Dziewas R, Glahn J, Helfer C, et al. Flexible endoscopic evaluation of swallowing (FEES) for neurogenic dysphagia: training curriculum of the German Society of Neurology and the German stroke society. BMC Med Educ 2016; **16**: 70.

Part 2 ● 各 CQ の推奨文とシステマティックレビュー

CQ 10

摂食嚥下障害が疑われる 18 歳以上の者に対して，教育プログラムを受けた看護師が行う内視鏡による誤嚥・咽頭残留の観察に基づいた摂食嚥下ケアを従来の摂食嚥下ケアに加えるとよいか．

1）推奨文

○今後の研究の発展とともにエビデンスの蓄積が期待される領域であり，十分配慮された臨床環境での研究が計画されるべきだろう．内視鏡での誤嚥・咽頭残留の観察の教育を受け，観察技術について指導医より実践可能なレベルであると認められた，摂食嚥下障害看護認定看護師及び，摂食嚥下について専門的な知識と経験を持ち合わせている看護師などが摂食嚥下ケアを行うことは可能である．

GRADE なし（推奨の強さ：なし，エビデンスの質：弱い）

2）背景・目的

　VE は，嚥下機能を可視化し，かつ必要機材を携行すればベッドサイドや在宅で繰り返し実施できる嚥下機能評価の一つである．日本耳鼻咽喉科学会が作成した「嚥下障害診療ガイドライン 2018 年版」[1] において，咽頭や喉頭の解剖や生理に精通した医師が行う内視鏡による嚥下機能評価は嚥下状態の把握や治療手段を選択する検査として実施することが推奨されている．

　一方，VE は看護師が実施できる診療の補助に該当する行為に分類されており，0.2～0.6%[2,3] と割合は低いものの，看護師が内視鏡を用いて嚥下観察を行っている実績がある．摂食嚥下障害看護認定看護師は，認定看護師教育課程で摂食嚥下機能評価を行うために必要な知識と技術（15 時間）を学び，身体診査技術，スクリーニング検査の実施，重症度や摂食状況レベルの評価ができる能力を有している．

　しかしながら従来の摂食嚥下ケアと，教育を受けた看護師による内視鏡による観察を加えた摂食嚥下ケアのどちらが，アウトカムに寄与するか不明である．今回，その効果につき検証した．

3）解説

　エビデンスの選択基準はランダム化比較対照試験とした．基準を満たす研究がない場合は観察研究も対象とした．基準を満たす本 CQ に対するエビデンスを提示する論文は抽出されなかった．一方，日本耳鼻咽喉科学会の「嚥下障害診療ガイドライン 2018 年版」[1] において，「内視鏡による嚥下評価は嚥下状態の把握や治療手段を選択する検査として実施することが推奨される」となっている．しかし，ガイドラインにおける引用文献含め，本 CQ に対するエビデンスを提示する論文は抽出されなかった．

　推奨決定のためのパネル会議では，対象者の意向，対象者への負担，評価方法の信頼性と実施可能性，今後の研究と実践の可能性について主に議論がなされた．観察方法は鼻腔から軟口蓋まで内視鏡を挿入する方法であり，苦痛はほぼなく，対象者の嗜好に合わせた食品を用いることが可能なため，療養者の意向から大きく外れる場合はあまりないと考えられる．評価方法の信頼性

と実施可能性については，摂食嚥下障害看護認定看護師は，摂食嚥下機能評価を行うために必要な知識と技術を有し，臨床において摂食嚥下リハビリテーションを専門とする医師または歯科医師が実施するVEに立ち会い，その画像をもとにチームメンバーとして患者の摂食嚥下機能評価を行っている．また，その結果に基づいて摂食嚥下ケアの内容についてチームメンバーと意見交換し，摂食嚥下ケアを実施し，看護師が実施できるように教育している．

　近年，摂食嚥下障害看護認定看護師が内視鏡を用いた誤嚥・咽頭残留の観察を行い摂食嚥下機能評価をするための教育プログラムが開発された．一施設における少人数を対象とした調査であるが，プログラムの安全性と評価の正確性が報告されている[4]．さらに，海外でも系統立てたVEの教育プログラムの有用性が示唆されている[5]．投票の結果，8名中1名が「実施しないことに対する弱い推奨」，1名が「実施することに対する強い推奨」，1名が「実施することに対する弱い推奨」に投票し，5名が「推奨の判断をしない」に投票した．したがって，推奨の強さは「なし」とした．今後，本CQについては引き続き検討する必要性が高い．

4) データベース検索結果

　aspiration pneumonia, aspiration, deglutition disorder, dysphagia, aspirate, endoscopy nurse endoscopy, nurse endoscopist, non-physician endoscope, nurse specialist, education, nurse's role, nurse practitioners, nurse-performed endoscope, nursing, trained nurse, pneumonia, practice nursing, residue, deglutition, speech-language, endoscope, swallow, advanced, 嚥下, 嚥下障害, 嚥下性肺炎, 看護教育, 看護職の役割, 吸引性肺炎, 誤嚥, 誤嚥性肺炎, 構音言語, 高度専門看護実践, 専門看護師, 内視鏡, 内視鏡看護, ナースプラクティショナー, 肺炎-嚥下性, をキーワードとした．データベースはPubMed（2019年8月31日まで），Embase（2019年8月31日まで），CINAHL（2019年8月31日まで），Cochrane Library（2019年8月31日まで）及び医学中央雑誌（2019年8月31日まで），を用いた．その結果，419件の研究が同定され，スクリーニングの結果採用された論文はなかった．データベース検索式は付録に含めた．

5) 文献検索フローチャート

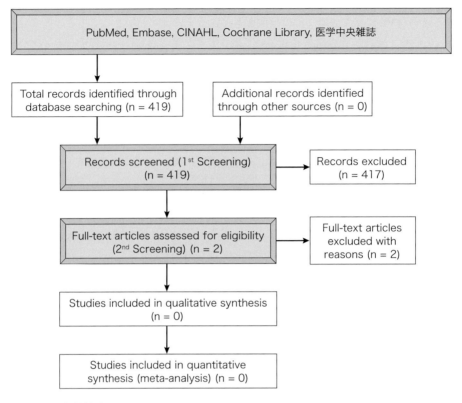

図1 文献検索フローチャート

文献
1) 日本耳鼻咽喉科学会 編. 嚥下障害診療ガイドライン 2018 年版. 金原出版, 東京, 2018.
2) 前原 正明 (研究代表者). 平成 22 年度厚生労働省科学特別研究事業 看護業務実態調査 看護師が行う医行為の範囲に関する研究. https://mhlw-grants.niph.go.jp/niph/search/NIDD00.do?resrchNum=201005011A (アクセス日 2021 年 1 月 31 日)
3) 日本医師会. 日本医師会調査 看護職員が行う医行為の範囲に関する調査. https://www.med.or.jp/dl-med/teireikaiken/20101111_3.pdf (アクセス日 2021 年 1 月 31 日)
4) Yoshida M, Kagaya H, Kamakura Y, et al. Safety and the effectiveness of a new education program for nurses to assess swallowing function using fiberoptic endoscopic evaluation of swallowing. Jpn J Nurs Sci 2020; 17(2): e12313.
5) Dziewas R, Glahn J, Helfer C, et al. Flexible endoscopic evaluation of swallowing (FEES) for neurogenic dysphagia: training curriculum of the German Society of Neurology and the German stroke society. BMC Med Educ 2016; 16: 70.

9. 一般向けサマリー

　この診療ガイドラインは，食べる機能や飲み込みの機能の障害のある方へどのような支援を行うとよいか，これまでの研究で明らかになったこととともに，メリットとデメリットのバランス，療養者の価値観など多面的な要因に基づいて，看護師が判断する道筋を示すことを目的としてつくられました．ここでは，看護師が判断を求められる場面を想定して立てた臨床上の10個の疑問点（CQ：クリニカルクエスチョン）について，どのような判断をすることが勧められているか，解説をしました．

CQ 1

摂食嚥下障害が疑われる18歳以上の者に対して，身体診査技術（問診・視診・聴診・触診・打診）を用いた系統的なアセスメントを行うとよいか．ここではCQ 3, 4, 5, 6との重複を避けるため，反復唾液嚥下テスト（RSST），改訂水飲みテスト（MWST），フードテスト（FT）または頸部聴診法のみのアセスメントは含めない．

推奨文
○摂食嚥下障害が疑われる18歳以上の者に対して，身体診査技術（問診・視診・聴診・触診・打診）を用いた系統的なアセスメントによる誤嚥のアセスメントを実施することを提案する．
GRADE 2C（推奨の強さ：<u>弱</u>，エビデンスの確実性（強さ）：<u>弱</u>）

　　［付帯事項］水分の命令嚥下など指示動作の理解を要する観察項目を含める場合は，意識障害や重度の認知機能障害を有する者への適用について注意が必要である．

　身体診査技術とは，毎日の状態の観察から，食べる機能や飲み込みの機能の障害を評価する方法で，病院から療養施設や在宅に至るまで広く用いられています．

　食べる機能や飲み込みの機能の障害が疑われる方，そのご家族などからお聞きした情報，医療者が観察した情報から評価を行います．例えば，これまでにかかられた病気，食べることや飲み込むことに問題があるかどうか，息苦しさがないか，栄養は十分にとれているか，などといったことをお聞きします．また，医療者側からは顔の様子や口周り，口のなかなどを目で見て観察したり，のどや胸の動きを手で触って確認したり，聴診器を用いて胸の音を聴いたり，といったことを行います．さらに，会話のときの声の大きさ，言葉のなめらかさなどからも評価を行います．これらの身体診査技術は，反復唾液嚥下テスト，改訂水飲みテスト，フードテストなどといったスクリーニングテストの前に，食べる機能や飲み込みの機能の障害が疑われる方に対して，最初に，あるいは日頃から行われることが多く，機器を用いる必要がないので，介護施設やご自宅で受けていただくことが可能です．

　一般的によく行われている食べる機能や飲み込みの機能の障害を評価するスクリーニングの方法に，反復唾液嚥下テスト，改訂水飲みテスト，フードテストがあります．反復唾液嚥下テストは，30秒間に唾液を繰り返し何回飲み込むことができるかを調べることで，食物や唾液が気管のなかに入ってしまう危険が高いかどうかを評価する方法です．改訂水飲みテストは，3 mLの冷たい水をうまく飲み込むことができるかを評価します．フードテストは，ゼリーやプリンなどを一口（約4 g）食べてもらい，うまく飲み込むことができるかを評価します．

Part 2 ・ 各 CQ の推奨文とシステマティックレビュー

今回，私たちは食べる機能や飲み込みの機能の障害が疑われる方（成人）への食べる機能・飲み込みの機能障害を評価する方法として，身体診査技術の活用が推奨できるかという疑問について検討しました．

その結果，食物が気管に流入しているかどうかや，食物がのどの奥に残っているかどうかを正しく判定できるかを重視して検討したうえで，身体診査技術を食べる機能・飲み込みの機能の障害の評価に用いることは，「弱い推奨（提案）」であると判断しました．これは，身体診査技術によって，食物が気管に流入しているかどうか，食物がのどの奥に残っているかどうかをある程度正しく判定できるという複数の報告，苦痛といった負担がないという面と，一方で身体診査技術による評価はある程度のトレーニングを受けた医療者によってなされることが必要であるという面から総合的に判断しました．

CQ 2

摂食嚥下障害が疑われる 18 歳以上の者に対して，身体診査技術（問診・視診・聴診・触診・打診）を用いた系統的なアセスメントに基づいた摂食嚥下ケアを行うとよいか．ここでは CQ 3，4，5，6 との重複を避けるため，反復唾液嚥下テスト（RSST），改訂水飲みテスト（MWST），フードテスト（FT）または頸部聴診法のみのアセスメントは含めない．

推奨文

○摂食嚥下障害が疑われる 18 歳以上の者に対して，身体診査技術（問診・視診・聴診・触診・打診）を用いた系統的なアセスメントに基づいた摂食嚥下ケアを行うことを提案する．

GRADE 2C（推奨の強さ：弱，エビデンスの確実性（強さ）：弱）

[付帯事項] 身体診査技術（問診・視診・聴診・触診・打診）を用いた系統的なアセスメントに基づき，その後のスクリーニング検査，診断検査が行われることが適切なケアの実施に必要である．

私たちは，食べる機能や飲み込みの機能の障害が疑われる方（成人）への食べる機能・飲み込みの機能障害へのケアを選択する方法として，身体診査技術の活用は推奨されるかという疑問について検討しました．

その結果，肺炎が減ることを重視して検討したうえで，身体診査技術を食べる機能・飲み込みの機能の障害へのケア選択に用いることは，「弱い推奨（提案）」と判断しました．これは，身体診査技術の情報をもとに食べる機能・飲み込みの機能障害へのケア選択を行うことで，肺炎を減らす可能性がある，という報告があること，苦痛といった負担がないという面と，一方で正しく食べる機能・飲み込みの機能の障害の評価を行うためには十分なトレーニングが必要である面から総合的に判断しました．

CQ 3

摂食嚥下障害が疑われる 18 歳以上の者に対して，反復唾液嚥下テスト（RSST）による誤嚥のスクリーニングを行うとよいか．

推奨文

○摂食嚥下障害が疑われる 18 歳以上の者に対して，反復唾液嚥下テスト（RSST）による誤嚥のスクリーニングを実施することを提案する．

GRADE 2C（推奨の強さ：弱，エビデンスの確実性（強さ）：弱）

［付帯事項］反復唾液嚥下テスト（RSST）は指示理解による動作が必要であり，意識障害や重度の認知機能障害のある者への適用について注意が必要である．口腔乾燥症のある者への適用について注意が必要である．無動寡動が強いパーキンソン症候群患者では，その患者の嚥下機能に関わらず異常と判定されることが多いため適用について注意が必要である．

CQ 4

摂食嚥下障害が疑われる 18 歳以上の者に対して，改訂水飲みテスト（MWST）による誤嚥のスクリーニングを行うとよいか．

推奨文

○摂食嚥下障害が疑われる 18 歳以上の者に対して，改訂水飲みテスト（MWST）による誤嚥のスクリーニングを実施することを提案する．

GRADE 2C（推奨の強さ：弱，エビデンスの確実性（強さ）：弱）

［付帯事項］口腔内細菌の誤嚥を防ぐため，実施前には口腔内を清潔にしておくことが必要である．改訂水飲みテスト（MWST）は指示理解による動作が必要であり，意識障害や重度の認知機能障害のある者への適用について注意が必要である．

CQ 5

摂食嚥下障害が疑われる 18 歳以上の者に対して，フードテスト（FT）による誤嚥のスクリーニングを行うとよいか．

推奨文

○摂食嚥下障害が疑われる 18 歳以上の者に対して，フードテスト（FT）による誤嚥のスクリーニングを実施することを提案する．

GRADE 2C（推奨の強さ：弱，エビデンスの確実性（強さ）：弱）

［付帯事項］口腔内細菌の誤嚥を防ぐため，実施前には口腔内を清潔にしておくことが必要である．フードテスト（FT）は指示理解による動作が必要であり，意識障害や重度の認知機能障害のある者への適用について注意が必要である．

スクリーニングとは，「ふるい分け」という意味で用いられる表現です．ここでは，簡単に行う

ことのできる検査を用いて，食べる機能や飲み込みの機能の障害があるかどうか素早く評価することをいいます．スクリーニングを行うことで，早い段階から食べる機能や飲み込みの障害があることがわかり，障害への対応やさらに詳しい検査を受けてもらうということも早めにできるようになります．そうすると，食物が気管のなかへ入ってしまう「誤嚥（ごえん）」や，食物がのどの奥に残り続けてしまう「咽頭残留（いんとうざんりゅう）」も早い段階で防ぐことができるようになり，肺炎を予防できるようになることが期待できます．食べる機能や飲み込みの機能が低下した方では，誤嚥や咽頭残留が日常生活を送るうえで問題となります．なぜならば，気管のなかへ入ってしまった食物やのどの奥に残ってしまった食物に，口のなかの細菌が含まれていることがあるからです．細菌を含んだ食物は，やがて気管から気管支，肺へと移動し，肺で炎症を起こすことがあります．これを「誤嚥性肺炎（ごえんせいはいえん）」といいます．肺炎を予防するためには，食べる機能や飲み込みの機能を正しく評価し，機能に合わせた内容の食事を提供することが必要です．また，のどの奥に残ってしまった食物を患者さんご自身のせき込む力で取り除けない場合は，例えば口からのどの奥にカテーテルを入れ吸い出して取り除く，ゼリーなど，のどの通りのよいものを飲み込んで食物を送り込むなどして，対応することが必要になってきます．

　どのような内容の食事を提供したらよいか，のどの奥の食物を取り除く必要があるか，といったことを決めるためには，気管やのどの奥に食物が存在するか確かめる必要があります．それは，気管のなかに食物が入ってしまっても，せき込む力が弱いと，咳によって体の外へ出せないことがあるからです．そのような場合，気管から肺に繰り返し食物が流れ込み，やがて肺炎になってしまうことがあります．

　一般的によく行われている誤嚥・咽頭残留のスクリーニングの方法に，反復唾液嚥下テスト（RSST），改訂水飲みテスト（MWST），フードテスト（FT）があります．これらの検査は，特別な検査の器械を用いずに介護施設やご自宅などどこでも行うことが可能です．

　この3つのCQでは食べる機能や飲み込みの機能の障害が疑われる成人の方へ，反復唾液嚥下テスト，改訂水飲みテスト，フードテストの活用は推奨されるかという疑問について検討しました．

　スクリーニングの活用が推奨されるかどうかは，食物が気管に流入しているかどうかや，食物がのどの奥に残っているかどうかを正しく判定できるかを重視して検討しました．その結果，反復唾液嚥下テスト，改訂水飲みテスト，フードテストを活用することは，それぞれ「弱い推奨（提案）」と判断しました．これは，食物が気管に流入しているかどうか，食物がのどの奥に残っているかどうかをこれらの検査である程度正しく判定できるという報告，痛み・苦痛といった負担はないこと，費用や時間もほとんどかからないという面と，一方でまだ十分な対象者数では判定の正しさを確かめられてはいない面から総合的に判断しました．なお，反復唾液嚥下テストは口のなかがひどく乾燥している方や，検査の方法を理解することが難しい方では評価が難しいという点に注意する必要があります．改訂水飲みテストは，少量の水を用いるため安全な検査ですが，人によっては量が少なすぎて飲み込みづらいこともあります．最初に少量の水をうまく飲み込めることを確認してから，次に水の量を増やして上手く飲み込めるか確かめるという方法もあります．また，フードテストは，少量ですが食物を用いて行う検査なので，食物が気管のなかに入ってしまう，気管の途中で詰まってしまう（窒息）危険があることにも注意しておく必要があります．なお，これらのスクリーニングは既に臨床現場で広く用いられている方法で，介護報酬の算定時にも利用されています．

CQ 6

摂食嚥下障害が疑われる 18 歳以上の者に対して，頸部聴診法による誤嚥・咽頭残留のスクリーニングを行うとよいか.

推奨文

○摂食嚥下障害が疑われる 18 歳以上の者に対して，頸部聴診法による誤嚥・咽頭残留のスクリーニングを実施することを提案する.

GRADE 2C（推奨の強さ：弱，エビデンスの確実性（強さ）：弱）

［付帯事項］頸部聴診法を行う看護師への誤嚥・咽頭残留のスクリーニングについての教育が必要である.

　頸部聴診法とは，聴診器を用いて食物や水分を飲み込む前と飲み込んだ後の息を吸うときに気管から聴こえる音や，食物や水分を飲み込むときにのどから聴こえる音を聴くことで，食物や水分が気管のなかに入ったかどうか，のどの奥に残っているかどうかを判断する方法です. このとき聴診器は気管の外側，つまり首に当てて音を聴きます. 聴診器を皮膚に当てるだけなので，負担が少なく，決められた動きを理解し医療者の指示に従って行動することが難しい方々にも受けてもらうことができます.

　頸部聴診法は，食べる機能や飲み込みの機能に問題が生じているかどうか，簡便に見分けることが可能なスクリーニング方法の一つです.

　この CQ では食べる機能や飲み込みの機能の障害が疑われる方（成人）へ，スクリーニング方法として頸部聴診法の活用は推奨されるかという疑問について検討しました.

　スクリーニングの活用が推奨されるかどうかは，食物が気管に流入しているかどうかや，食物がのどの奥に残っているかどうかを正しく判定できるかを重視して検討したうえで，頸部聴診法の活用は，「弱い推奨（提案）」と判断しました. これは，食物が気管に流入しているかどうか，食物がのどの奥に残っているかどうかを頸部聴診法である程度正しく判定できるという複数の報告，苦痛といった負担はないこと，費用や時間もほとんどかからないという面と，一方で聴診器を用いて聴いた音はある程度のトレーニングを受けた医療者によって正しく判定が可能である面から総合的に判断しました.

CQ 7

摂食嚥下障害が疑われる 18 歳以上の者に対して，教育プログラムを受けた看護師が超音波診断装置での観察による誤嚥・咽頭残留のスクリーニングを行うとよいか.

推奨文

○摂食嚥下障害が疑われる 18 歳以上の者に対して，超音波診断装置での誤嚥・咽頭残留の観察の教育を受け，超音波診断装置での誤嚥・咽頭残留観察技術について指導者より実践可能なレベルであると認められた者が，超音波診断装置の設備がある施設及び事業所では超音波診断装置による誤嚥・咽頭残留のスクリーニングを実施することを提案する.

GRADE 2C（推奨の強さ：弱，エビデンスの確実性（強さ）：弱）

[付帯事項] 使用する機器の条件として，リニアプローブが接続できることが必要である．プローブは，周波数 5～15MHz の範囲で帯域幅を備えているとよい．機器の解像度は，甲状軟骨と喉頭蓋の輪郭を明瞭に描出できるレベルであることが望ましい．

　これまで，気管やのどの奥に食物が存在するか確かめるためには，バリウムを含む食物を飲みこんでいただき，その位置をレントゲン検査で確認する方法，非常に細いカメラを鼻から挿入し，のどの奥を観察する方法，などが用いられてきました．最近では，気管やのどの奥に食物が存在するか確かめる方法の一つとして，超音波診断装置を用いた観察が期待されています．超音波診断装置は，人間の耳に聞こえない音を器械から出し，その跳ね返りの強さの違いを利用して，体のなかを見る器械です．器械を身体の表面から当てるだけで体の内部を見ることができ，検査中の苦痛もほとんどありません．また，バリウムなどの特別な薬品を使わなくても，気管の中やのどの奥に存在する食物を見ることができます．最近は，器械の小型化が進みご自宅などへも器械を持ち運んで検査をすることができるようになってきています．私たちは食べる機能や飲み込みの機能の障害が疑われる方へのスクリーニング方法として，超音波診断装置による観察の活用は推奨されるかという疑問について検討しました．
　超音波診断装置を用いた観察の活用が推奨されるかどうかは，食物が気管に流入しているかどうかや，食物がのどの奥に残っているかどうかを正しく判定できるかを重視して検討したうえで，超音波診断装置による観察の活用は，「弱い推奨（提案）」と判断しました．これは，超音波診断装置を用いた観察で，食物が気管に流入しているかどうか，食物がのどの奥に残っているかどうかをある程度正しく判定できるという報告，苦痛といった負担はほとんどない面，一方で超音波診断装置を用いて観察する画像はある程度のトレーニングを受けた医療者による実施と判定が必要である面から総合的に判断しました．超音波診断装置を用いた観察は，苦痛が少ないうえ，特別な薬品を用いずに行うことができ，今後は，この方法の正確さについての報告が増えてくることが期待できます．

CQ 8

摂食嚥下障害が疑われる 18 歳以上の者に対して，教育プログラムを受けた看護師が超音波診断装置での観察結果に基づいた摂食嚥下ケアを従来方法の観察に基づく摂食嚥下ケアに加えるとよいか．

推奨文
○摂食嚥下障害が疑われる 18 歳以上の者に対して，超音波診断装置での誤嚥・咽頭残留の観察の教育を受け，超音波診断装置での誤嚥・咽頭残留観察技術について指導者より実践可能なレベルであると認められた者が，超音波診断装置の設備がある施設及び事業所では超音波診断装置での観察結果に基づいた摂食嚥下ケアを行うことを提案する．
<u>GRADE 2C</u>（推奨の強さ：弱，エビデンスの確実性（強さ）：弱）
[付帯事項] 使用する機器の条件として，リニアプローブが接続できることが必要である．プローブは，周波数 5～15MHz の範囲で帯域幅を備えているとよい．機器の解像度は，甲状軟骨と喉頭蓋の輪郭を明瞭に描出できるレベルであることが望ましい．

私たちは食べる機能や飲み込みの機能の障害が疑われる方（成人）への食べる機能・飲み込みの機能障害へのケアを選択する方法として，超音波診断装置の活用は推奨されるかという疑問について検討しました．

　その結果，肺炎が減ること，食物が気管へ流入してしまう状態が減ること，のどの奥に残ってしまう状態が減ること，を重視して検討したうえで，超音波診断装置を食べる機能・飲み込みの機能の障害へのケア選択に用いることは，「弱い推奨（提案）」と判断しました．これまでの研究で，超音波診断装置で気管内やのどの奥の食物を観察した結果を食べる機能・飲み込みの機能障害へのケア選択に用いることで，食物が気管へ流入してしまう状態や，食物がのどの奥に残ってしまう状態が減る傾向がある，という報告がされています．また，超音波検査は苦痛が少ないというメリットがあります．一方で超音波診断装置による観察結果をケア選択に用いることで，肺炎の予防になることを示す明らかなデータは乏しいという結果が報告されています．そこで推奨については，これらの報告とメリットから総合的に判断しました．なお，超音波診断装置での観察をは十分な知識と技術を持つ方が行う必要があります．また，超音波診断装置を用いた観察を行うことが生活の質の改善に繋がるか，コスト面でもメリットがあるかといったことについての報告はなく，今後の検討が必要です．超音波診断装置を用いた観察は，苦痛が少ないうえ，特別な薬品を用いずに行うことができるため，今後この方法を活用した場合の効果についての報告が増えてくることが期待されます．

CQ 9

摂食嚥下障害が疑われる18歳以上の者に対して，教育プログラムを受けた看護師が内視鏡を用いて誤嚥・咽頭残留の観察を行うとよいか．

推奨文

○今後の研究の発展とともにエビデンスの蓄積が期待される領域であり，十分配慮された臨床環境での研究が計画されるべきだろう．内視鏡での誤嚥・咽頭残留の観察の教育を受け，観察技術について指導医より実践可能なレベルであると認められた，摂食嚥下障害看護認定看護師及び，摂食嚥下について専門的な知識と経験を持ち合わせている看護師などが臨床現場で内視鏡を用いた誤嚥・咽頭残留の観察を行うことは可能である．

GRADE なし（推奨の強さ：なし，エビデンスの質：弱い）

　内視鏡による嚥下観察とは，鼻から細いカメラをのどの手前まで入れ，食べる機能や飲み込みの機能の障害を評価する方法です．カメラでは，食物や水分がのどの奥へ流れ込む様子や，途中でとどまる様子などが観察できます．この細いカメラは療養施設やご自宅にも持ち運ぶことができるので，どこでも検査を行うことができます．この，内視鏡を用いて食べる機能や飲み込みの機能の障害を評価する方法は，医師が障害を診断し治療手段を選択する検査としてこれまでのガイドラインでも推奨されてきました．

　内視鏡による嚥下観察は，看護師が行う手技としても法律上認められており，臨床現場でも実際に行っていることが報告されています．「摂食嚥下障害看護認定看護師」という，食べる機能や飲み込みの機能について十分に知識を身につけ，身体診査技術やスクリーニング検査，障害の重症度やどの程度食事を食べられているか，といったことについて評価をするためのトレーニング

を受け，認定を受けている看護師がいます．この，トレーニングのなかに，内視鏡による嚥下観察についてのトレーニングも含まれています．

　私たちは食べる機能や飲み込みの機能の障害が疑われる方（成人）への食べる機能・飲み込みの機能障害を評価する方法として，看護師による内視鏡を用いた観察は推奨されるかという疑問について検討しました．

　看護師が行った，食物が気管に流入しているかどうかや，食物がのどの奥に残っているかどうかの評価が，医師が行った評価と一致しているかを重視して検討しましたが，この疑問に答える内容の報告はまだありませんでした．そこで，現時点では，具体的な推奨を行う段階ではないと判断しました．最近の報告として，認定を受けた看護師がトレーニングを受け，内視鏡による食べる機能・飲み込みの機能の観察を行ったところ，観察中に食物が患者さんののどの奥につまってしまうことや，検査後に患者さんが肺炎になってしまう，といったことは起きず，安全に観察を実施することが可能でした．また，観察の経験件数が増えると，医師の評価と看護師の評価は完全に一致していたと報告されています．看護師による内視鏡を用いた観察については誰もが同じレベルで評価ができるようになるためのトレーニング方法が開発されており，今後は，トレーニングを受けた看護師による評価についての報告が増えてくることが期待できます．

CQ 10

　摂食嚥下障害が疑われる 18 歳以上の者に対して，教育プログラムを受けた看護師が行う内視鏡による誤嚥・咽頭残留の観察に基づいた摂食嚥下ケアを従来の摂食嚥下ケアに加えるとよいか．

推奨文
○今後の研究の発展とともにエビデンスの蓄積が期待される領域であり，十分配慮された臨床環境での研究が計画されるべきだろう．内視鏡での誤嚥・咽頭残留の観察の教育を受け，観察技術について指導医より実践可能なレベルであると認められた，摂食嚥下障害看護認定看護師及び，摂食嚥下について専門的な知識と経験を持ち合わせている看護師などが摂食嚥下ケアを行うことは可能である．

GRADE なし（推奨の強さ：なし，エビデンスの質：弱い）

　私たちは食べる機能や飲み込みの機能の障害が疑われる成人の方への食べる機能・飲み込みの機能障害へのケアを選択する方法として，看護師による内視鏡を用いた観察の活用は推奨されるかという疑問について検討しました．

　看護師が内視鏡による観察を通常行われている食べる機能や飲み込みの機能の問題への対応に加えて行うことで，肺炎を減らすことができるかを重視して検討しましたが，肺炎を減らすことができるかという疑問に答える内容の報告はまだありませんでした．そこで，この疑問については，現在は具体的な推奨を行う段階ではないと判断しました．看護師による内視鏡を用いた観察については専門的な知識，技術を持ち認定を受けている看護師のなかでは既にトレーニングが行われており，今後は，その効果についての報告が増えてくることが期待できます．

付　録

1．クリニカルクエスチョンの設定表

重要臨床課題1

スコープで取り上げた重要臨床課題（Key Clinical Issue）
摂食嚥下障害のある成人に対して，摂食嚥下時の誤嚥・咽頭残留のアセスメントを行うために，身体診査技術（問診・視診・聴診・触診・打診）を用いた系統的なアセスメントを行うことが有用か

CQ の構成要素

P（Patients, Problem, Population）	
性別	指定なし
年齢	18 歳以上
疾患・病態	摂食嚥下障害が疑われる者
地理的要件	特になし
その他	特になし

I（Interventions）／ C（Comparisons, Controls）のリスト
I：身体診査技術による評価を行う場合 C：従来の摂食嚥下障害の観察のみの場合 Outcome は 5 点以上で採用

O（Outcomes）のリスト					
	Outcome の内容	益か害か	重要度		採用可否
O1	誤嚥性肺炎の発生	益	9	点	○
O2	誤嚥の発生率	益	8	点	○
O3	梨状窩の残留率	益	7	点	○
O4	喉頭蓋谷の残留率	益	7	点	○
O5	誤嚥検出の感度・特異度（ref：VE/VF による検出）	益	6.3	点	○
O6	喉頭蓋谷の残留検出の感度・特異度（ref：VE/VF による検出）	益	6.3	点	○
O7	梨状窩の残留検出の感度・特異度（ref：VE/VF による検出）	益	5.5	点	○
O8	喉頭侵入検出の感度・特異度	益	5.5	点	○
O9	摂食嚥下障害の重症度分類の判定の感度・特異度（ref：VE/VF による検出）	益	7.5	点	○
O10	誤嚥性肺炎のリスク判定の感度・特異度	益	6.3	点	○

作成した CQ
CQ1．摂食嚥下障害が疑われる 18 歳以上の者に対して，身体診査技術（問診・視診・聴診・触診・打診）を用いた系統的なアセスメントを行うとよいか． CQ2．摂食嚥下障害が疑われる 18 歳以上の者に対して，身体診査技術（問診・視診・聴診・触診・打診）を用いた系統的なアセスメントに基づいた摂食嚥下ケアを加えるとよいか．

重要臨床課題 2

スコープで取り上げた重要臨床課題（Key Clinical Issue）	
摂食嚥下障害のある成人に対して，摂食嚥下時の誤嚥・咽頭残留アセスメントを行うために，どのような誤嚥・咽頭残留のスクリーニングテストを行うことが有用か.	
CQ の構成要素	
P（Patients, Problem, Population）	
性別	指定なし
年齢	18 歳以上
疾患・病態	摂食嚥下障害が疑われる者
地理的要件	リニアプローブを備えた超音波診断装置が利用可能な場
その他	除外：舌・咽頭・喉頭がん患者，気管切開をしている患者

I（Interventions）／ C（Comparisons, Controls）のリスト

I：反復唾液嚥下テスト（RSST）を行う場合
I：改訂水飲みテスト（MWST）を行う場合
I：フードテスト（FT）を行う場合
I：頸部聴診法を行う場合
I：超音波診断装置を用いた観察を行う場合
C：従来の摂食嚥下障害の観察のみの場合
Outcome は 5 点以上で採用

O（Outcomes）のリスト

	Outcome の内容	益か害か	重要度		採用可否
O1	誤嚥性肺炎の発生	益	9	点	○
O2	誤嚥の発生率	益	8	点	○
O3	梨状窩の残留率	益	7	点	○
O4	喉頭蓋谷の残留率	益	7	点	○
O5	誤嚥検出の感度・特異度（ref：VE/VF による検出）	益	6.3	点	○
O6	喉頭蓋谷の残留検出の感度・特異度（ref：VE/VF による検出）	益	6.3	点	○
O7	梨状窩の残留検出の感度・特異度（ref：VE/VF による検出）	益	7.6	点	○
O8	喉頭侵入検出の感度・特異度	益	6.5	点	○
O9	摂食嚥下障害の重症度分類の判定の感度・特異度（ref：VE/VF による検出）	益	7	点	○
O10	誤嚥性肺炎のリスク判定の感度・特異度	益	7.5	点	○

作成した CQ

CQ3．摂食嚥下障害が疑われる 18 歳以上の者に対して，反復唾液嚥下テスト（RSST）による誤嚥のスクリーニングを行うとよいか.
CQ4．摂食嚥下障害が疑われる 18 歳以上の者に対して，改訂水飲みテスト（MWST）による誤嚥のスクリーニングを行うとよいか.
CQ5．摂食嚥下障害が疑われる 18 歳以上の者に対して，フードテスト（FT）による誤嚥のスクリーニングを行うとよいか.
CQ6．摂食嚥下障害が疑われる 18 歳以上の者に対して，頸部聴診法による誤嚥・咽頭残留のスクリーニングを行うとよいか.
CQ7．摂食嚥下障害が疑われる 18 歳以上の者に対して，教育プログラムを受けた看護師が超音波診断装置での観察による誤嚥・咽頭残留のスクリーニングを行うとよいか.
CQ8．摂食嚥下障害が疑われる 18 歳以上の者に対して，教育プログラムを受けた看護師が超音波診断装置での観察結果に基づいた摂食嚥下ケアを従来方法の観察に基づく摂食嚥下ケアに加えるとよいか.

スコープで取り上げた重要臨床課題（Key Clinical Issue）					
摂食嚥下障害のある成人に対して，摂食嚥下時の誤嚥・咽頭残留のアセスメントを行うために看護師が内視鏡を用いた誤嚥・咽頭残留の観察を行うことは有用か．					
CQ の構成要素					
P（Patients, Problem, Population）					
性別	指定なし				
年齢	18 歳以上				
疾患・病態	摂食嚥下障害が疑われる者				
地理的要件	内視鏡検査装置が利用可能な場				
その他	特になし				
I（Interventions）／ C（Comparisons, Controls）のリスト					
I：教育を受けた看護師が行う内視鏡による観察 C：医師が内視鏡による検査を行う場合 Outcome は 5 点以上で採用					
O（Outcomes）のリスト					
	Outcome の内容	益か害か	重要度		採用可否
O1	誤嚥性肺炎の発生	益	9	点	○
O2	誤嚥の発生率	益	8	点	○
O3	梨状窩の残留率	益	7	点	○
O4	喉頭蓋谷の残留率	益	7	点	○
O5	誤嚥検出の感度・特異度（ref：医師による検出）	益	6.3	点	○
O6	喉頭蓋谷の残留検出の感度・特異度（ref：医師による検出）	益	6.3	点	○
O7	梨状窩の残留検出の感度・特異度（ref：医師による検出）	益	8	点	○
O8	喉頭侵入検出の感度・特異度（ref：医師による検出）	益	7.6	点	○
O9	摂食嚥下障害の重症度分類の判定の感度・特異度（ref：医師による検出）	益	7.3	点	○
O10	誤嚥性肺炎のリスク判定の感度・特異度	益	7.6	点	○
作成した CQ					
CQ9．摂食嚥下障害が疑われる 18 歳以上の者に対して，教育プログラムを受けた看護師が内視鏡を用いて嚥下観察を行うとよいか． CQ10．摂食嚥下障害が疑われる 18 歳以上の者に対して，教育プログラムを受けた看護師が行う内視鏡による嚥下観察に基づいた摂食嚥下ケアを従来の摂食嚥下ケアに加えるとよいか．					

2. データベース検索式，エビデンスの評価シート，エビデンスの統合シート

(1) CQ 1

①データベース検索式

PubMed

#1	Search "Pneumonia, Aspiration"[mh] OR "Deglutition Disorders"[mh]
#2	Search aspiration pneumonia*[tiab] OR deglutition disorder*[tiab] OR dysphagia[tiab]
#3	Search #1 or #2
#4	Search bedside assessment*[tiab] OR bedside screen*[tiab] OR bedside evaluation*[tiab] OR physical examination*[tiab] OR physical assessment*[tiab] OR clinical assessment*[tiab]
#5	Search screen*[tiab] OR detect*[tiab]
#6	Search "Sensitivity and Specificity"[mh]
#7	Search "sensitivity and specificity"[tiab] OR predictive value*[tiab]
#8	Search #5 or #6 or #7
#9	Search #3 and #4 and #8
#10	Search "Deglutition Disorders/diagnosis"[majr]
#11	Search #4 and #10
#12	Search #9 or #11

Embase

S1	((EMB.EXACT.EXPLODE("aspiration pneumonia") OR EMB.EXACT.EXPLODE("dysphagia")))
S2	((TI,AB((aspiration N/2 pneumonia*) OR (deglutition N/2 disorder*) OR (swallowing N/2 disorder*) OR dysphagia*)))
S3	((S1 or S2))
S4	(TI,AB((bedside N/2 (assessment* OR screen* OR evaluation*)) OR (physical N/2 (examination* OR assessment*)) OR (clinical N/2 assessment*)))
S5	(TI,AB(screen* OR detect*))
S6	(EMB.EXACT.EXPLODE("sensitivity and specificity"))
S7	(TI,AB("sensitivity and specificity" OR (predictive P/2 value*)))
S8	(S5 or S6 or S7)
S9	(S3 and S4 and S8)
S10	(MJEMB.EXACT("dysphagia -- diagnosis"))
S11	(S4 and S10)
S12	(S9 or S11)

CINAHL

S1	MH "Pneumonia, Aspiration" OR MH "Deglutition Disorders"
S2	(aspiration N2 pneumonia*) OR (deglutition N2 disorder*) OR dysphagia*
S3	S1 OR S2
S4	(bedside N2 (assessment* OR screen* OR evaluation*)) OR (physical N2 (examination* OR assessment*)) OR (clinical N2 assessment*)
S5	screen* OR detect*
S6	MH "Sensitivity and Specificity"
S7	"sensitivity and specificity" OR (predictive W2 value*)
S8	S5 or S6 or S7
S9	S3 and S4 and S8
S10	(MM "Deglutition Disorders/DI")
S11	S4 and S10
S12	S9 or S11

Cochrane Library

#1	[mh "Pneumonia, Aspiration"] OR [mh "Deglutition Disorders"]
#2	((aspiration NEAR/2 pneumonia*) OR (deglutition NEAR/2 disorder*) OR dysphagia*):ti,ab,kw
#3	#1 or #2
#4	((bedside NEAR/2 (assessment* OR screen* OR evaluation*)) OR (physical NEAR/2 (examination* OR assessment*)) OR (clinical NEAR/2 assessment*)):ti,ab,kw
#5	(screen* OR detect*):ti,ab,kw
#6	[mh "Sensitivity and Specificity"]
#7	("sensitivity and specificity" OR (predictive NEXT value*)):ti,ab,kw
#8	#5 or #6 or #7
#9	#3 and #4 and #8
#10	[mh "Deglutition Disorders"[mj]/DI]
#11	#4 and #10
#12	#9 or #11
#13	#9 or #11 in Cochrane Reviews, Cochrane Protocols
#14	#9 or #11 in Trials

医学中央雑誌

#1	肺炎 - 誤嚥性 /TH or 誤嚥性肺炎 /AL or 嚥下性肺炎 /AL or 吸引性肺炎 /AL
#2	@ 嚥下障害 /TH or 嚥下障害 /AL
#3	#1 or #2
#4	(@ 嚥下障害 /MTH) and (SH= 診断)
#5	スクリーニング /AL or screening/AL or 評価 /AL
#6	フィジカルアセスメント /AL or ベッドサイドアセスメント /AL or フィジカル・アセスメント /AL or ベッドサイド・アセスメント /AL or (@ 理学的検査 /TH or 身体検査 /AL or 身体診査 /AL)
#7	#3 and #5 and #6
#8	#4 and #6
#9	#7 or #8

付録

②CQ 1 エビデンスの評価シート（アウトカム：誤嚥検出の感度・特異度）

CQ1	
対象	摂食嚥下障害が疑われる 18 歳以上の者
インデックス検査	身体診査技術
対照	なし
参照基準	VE または VF

注記（バイアスリスク・非直接性について）:
* バイアスリスク、非直接性は、各ドメインの評価は「高リスク」、「低リスク」、「不明」の 3 段階。まとめは、「深刻」、「なさそう」、「なし」の 3 段階でエビデンス総体に反映させる
各アウトカムごとに別表にまとめる
* コメントは抄録 or フードテスト含む

アウトカム：誤嚥の検出の感度・特異度

研究コード	研究デザイン（個別研究）	参照スタンダード	バイアスリスク まとめ	非直接性 まとめ	TP	FP	TN	FN	有病率	感度	感度 信頼区間	特異度	特異度 信頼区間	正診率	正診率 信頼区間	ROC AUC	ROC 信頼区間	P値	P値 信頼区間
Ramsey 2006*	横断研究	VF	低リスク	なし	6	12	35	1	0.13	0.86	0.42, 0.99	0.74	0.60, 0.86	0.76	0.62, 0.87	NA	NA	NA	NA
Toscano 2019*	横断研究	VE	低リスク	なし	28	5	17	0	0.56	1.00	0.88, 1.00	0.77	0.55, 0.90	0.90	0.78, 0.97	NA	NA	NA	NA
Martino 2009*	横断研究	VF	低リスク	なさそう	22	14	28	4	0.38	0.85	0.65, 0.96	0.67	0.50, 0.80	0.74	0.61, 0.83	NA	NA	NA	NA
Mann 2000*	コホート研究	VF	低リスク	なさそう	26	37	63	2	0.22	0.93	0.76, 0.99	0.63	0.53, 0.72	0.70	0.61, 0.77	NA	NA	NA	NA
González 2011	横断研究	VF	低リスク	なさそう	36	12	73	5	0.33	0.88	0.74, 0.96	0.86	0.77, 0.92	0.87	0.79, 0.92	NA	NA	NA	NA
Ohira 2017	横断研究	VF	低リスク	なし	15	3	27	5	0.40	0.75	0.51, 0.91	0.90	0.74, 0.96	0.84	0.71, 0.93	NA	NA	NA	NA
Yousovich 2018*	横断研究	VE	不明	なさそう	31	11	58	6	0.35	0.84	0.73, 0.94	0.84	0.73, 0.92	0.84	0.75, 0.90	NA	NA	NA	NA
Newton 1994*	横断研究	VF	不明	深刻	1	3	3	0	0.67	1.00	0.35, 1.00	0.50	0.19, 0.99	0.57	0.18, 0.90	NA	NA	NA	NA
Baylow 2009*	横断研究	VF	低リスク	なし	2	5	20	3	0.19	0.40	0.05, 0.85	0.81	0.60, 0.92	0.73	0.55, 0.88	NA	NA	NA	NA
Baumann 2017*	横断研究	VE or VF	不明	なし	59	101	97	40	0.33	0.60	0.49, 0.69	0.49	0.42, 0.56	0.53	0.47, 0.58	NA	NA	NA	NA
Smith 2009*	横断研究	VE or VF	不明	なさそう	19	11	52	14	0.34	0.58	0.39, 0.75	0.83	0.71, 0.90	0.74	0.64, 0.82	NA	NA	NA	NA
Vogel 2017*	横断研究	VF	低リスク	なし	16	19	42	3	0.24	0.84	0.60, 0.97	0.69	0.56, 0.80	0.73	0.61, 0.82	NA	NA	NA	NA
Zhou 2011*	横断研究	VF	低リスク	なし	48	10	43	6	0.50	0.89	0.77, 0.96	0.81	0.68, 0.91	0.85	0.77, 0.91	NA	NA	NA	NA
Mandysova 2011*	横断研究	VE	低リスク	なし	27	33	23	4	0.36	0.87	0.68, 0.96	0.41	0.27, 0.55	0.57	0.46, 0.68	NA	NA	NA	NA
Hey 2013*	横断研究	VE	低リスク	なし	28	13	23	16	0.55	0.64	0.48, 0.78	0.64	0.48, 0.77	0.64	0.52, 0.74	NA	NA	NA	NA
Edmiaston 2014*	横断研究	VE	低リスク	なし	57	81	82	3	0.27	0.95	0.86, 0.99	0.50	0.42, 0.58	0.62	0.56, 0.68	NA	NA	NA	NA
Branco 2019*	横断研究	VF	低リスク	なさそう	7	3	18	0	0.25	1.00	0.59, 1.00	0.86	0.64, 0.96	0.89	0.72, 0.98	NA	NA	NA	NA
Daniels 1997*	横断研究	VF	不明	なさそう	24	11	22	2	0.44	0.92	0.75, 0.99	0.67	0.48, 0.82	0.78	0.65, 0.88	NA	NA	NA	NA
Nishiwaki 2005*	横断研究	VF	低リスク	なさそう	13	5	29	14	0.44	0.48	0.29, 0.68	0.85	0.69, 0.95	0.69	0.56, 0.80	NA	NA	NA	NA
Kaege 2017	横断研究	VF	高リスク	なさそう	8	5	21	4	0.32	0.67	0.35, 0.90	0.81	0.61, 0.93	0.76	0.60, 0.89	NA	NA	NA	NA
Daniels 2016	横断研究	VF	低リスク	なし	27	2	95	126	0.61	0.18	0.12, 0.25	0.98	0.93, 1.00	0.49	0.43, 0.55	NA	NA	NA	NA
Mortensen 2016*	横断研究	VE	低リスク	なし	10	4	28	1	0.26	0.91	0.59, 1.00	0.88	0.71, 0.96	0.88	0.75, 0.96	NA	NA	NA	NA

③CQ1 エビデンスの統合シート（アウトカム：誤嚥検出の感度・特異度）

アウトカム	研究数	研究デザイン	エビデンスの質を下げるかもしれない要因					最終の質	1000人あたりの効果	重要度
			限界	非直接性	非一貫性	不精確さ	出版バイアス			
真陽性	22件（518人）	横断観察研究	なさそう	なし	なさそう	なし	なし	低	250人	6.3
真陰性	22件（899人）	横断観察研究	なさそう	なし	なさそう	なし	なし	低	433人	6.3
偽陽性	22件（398人）	横断観察研究	なさそう	なし	なさそう	なし	なし	低	192人	6.3
偽陰性	22件（259人）	横断観察研究	なさそう	なし	なさそう	なし	なし	低	125人	6.3
不確かな結果	報告なし	—	—	—	—	—	—	—	—	—

④CQ1 エビデンスの評価シート（アウトカム：誤嚥性肺炎のリスク判定の感度・特異度）

CQ	CQ1
対象	摂食嚥下障害が疑われる18歳以上の者
インデックス検査	身体診査技術
対照	なし
参照基準	X線，血液検査

* バイアスリスク，非直接性
　各ドメインの評価は，「高リスク」，「低リスク」，「不明」の3段階
　まとめは，「深刻」，「なさそう」，「なし」の3段階でエビデンス総体に反映させる
　各アウトカムごとに別表にまとめる

アウトカム／個別研究			誤嚥性肺炎のリスク判定の感度・特異度																								
研究コード	研究デザイン	参照スタンダード	バイアスリスク*					非直接性*				人数				有病率	信頼区間	感度	信頼区間	特異度	信頼区間	正診率	信頼区間	ROC AUC	信頼区間	P値
			選択バイアス	インデックス検査	参照基準	フローとタイミング	まとめ	対象	インデックス検査	参照基準	まとめ	TP	FP	TN	FN											
山根2015：第2病日	コホート研究	X線，血液検査，CT	低リスク	低リスク	低リスク	低リスク	なし	低リスク	低リスク	低リスク	なし	18	39	94	3	0.14	0.09, 0.20	0.86	0.64, 0.97	0.71	0.62, 0.78	0.73	0.65, 0.80	NA	NA	NA
山根2015：第4病日	コホート研究	X線，血液検査，CT	低リスク	低リスク	低リスク	低リスク	なし	低リスク	低リスク	低リスク	なし	15	45	91	5	0.13	0.08, 0.19	0.75	0.51, 0.91	0.67	0.58, 0.75	0.68	0.60, 0.75	NA	NA	NA

⑤CQ1 エビデンスの統合シート（アウトカム：誤嚥性肺炎のリスク判定の感度・特異度）

アウトカム	研究数	研究デザイン	エビデンスの質を下げるかもしれない要因					最終の質	1000人あたりの効果	重要度
			限界	非直接性	非一貫性	不精確さ	出版バイアス			
真陽性	1件（18人）	コホート研究	なさそう	なし	なさそう	なさそう	なさそう	非常に低	117人	6.3
真陰性	1件（94人）	コホート研究	なさそう	なし	なさそう	なさそう	なさそう	非常に低	610人	6.3
偽陽性	1件（39人）	コホート研究	なさそう	なし	なさそう	なさそう	なさそう	非常に低	253人	6.3
偽陰性	1件（3人）	コホート研究	なさそう	なし	なさそう	なさそう	なさそう	非常に低	19人	6.3
不確かな結果	報告なし	—	—	—	—	—	—	—	—	—

(2) CQ 2
①データベース検索式

PubMed

#1	Search "Pneumonia, Aspiration"[mh] OR "Deglutition Disorders"[mh]
#2	Search aspiration pneumonia*[tiab] OR deglutition disorder*[tiab] OR dysphagia[tiab]
#3	Search #1 or #2
#4	Search bedside assessment*[tiab] OR bedside screen*[tiab] OR physical examination*[tiab] OR physical assessment*[tiab]
#5	Search deglutit*[tiab] OR swallow*[tiab]
#6	Search #3 and #4 and #5

Embase

S1	(EMB.EXACT.EXPLODE("aspiration pneumonia") OR EMB.EXACT.EXPLODE("dysphagia"))
S2	(TI,AB((aspiration N/2 pneumonia*) OR (deglutition N/2 disorder*) OR (swallowing N/2 disorder*) OR dysphagia*))
S3	(S1 or S2)
S4	(TI,AB((bedside N/2 (assessment* OR screen*)) OR (physical N/2 (examination* OR assessment*))))
S5	(TI,AB(deglutit* OR swallow*))
S6	(S3 and S4 and S5)

CINAHL

S1	MH "Pneumonia, Aspiration" OR MH "Deglutition Disorders"
S2	(aspiration N2 pneumonia*) OR (deglutition N2 disorder*) OR dysphagia*
S3	S1 OR S2
S4	(bedside N2 (assessment* OR screen*)) OR (physical N2 (examination* OR assessment*))
S5	deglutit* OR swallow*
S6	S3 AND S4 AND S5

Cochrane Library

#1	[mh "Pneumonia, Aspiration"] OR [mh "Deglutition Disorders"]
#2	((aspiration NEAR/2 pneumonia*) OR (deglutition NEAR/2 disorder*) OR dysphagia*):ti,ab,kw
#3	#1 or #2
#4	((bedside NEAR/2 (assessment* OR screen*)) OR (physical NEAR/2 (examination* OR assessment*))):ti,ab,kw
#5	(deglutit* OR swallow*):ti,ab,kw
#6	#3 and #4 and #5
#7	#3 and #4 and #5 in Cochrane Reviews, Cochrane Protocols
#8	#3 and #4 and #5 in Trials

医学中央雑誌

#1	肺炎 - 誤嚥性 /TH or 誤嚥性肺炎 /AL or 嚥下性肺炎 /AL or 吸引性肺炎 /AL
#2	@ 嚥下障害 /TH or 嚥下障害 /AL
#3	#1 or #2
#4	ベッドサイドアセスメント /AL or (理学的検査 /TH or 身体検査 /AL)
#5	フィジカルアセスメント /AL
#6	嚥下機能評価 /AL
#7	(気道内誤嚥 /TH or 誤嚥 /AL) or 残留 /AL
#8	スクリーニング /AL or screening/AL
#9	#7 and #8
#10	#4 or #5 or #6 or #9
#11	嚥下 /TA and ケア /TA
#12	#3 and #10 and #11

②CQ 2 エビデンスの評価シート

CQ	CQ2
対象	摂食嚥下障害が疑われる 18 歳以上の者
介入	身体診査技術の結果に基づいた摂食嚥下ケア
対照	従来方法の観察による摂食嚥下ケア

* 各項目の評価は、「高 (−2)」、「中 / 疑い (−1)」、「低 (0)」の 3 段階
まとめは、「高 (−2)」、「中 (−1)」、「低 (0)」の 3 段階でエビデンス
総体に反映させる

各アウトカムごとに別紙にまとめる

アウトカム		肺炎																						
個別研究		バイアスリスク*										非直接性*					リスク人数（アウトカム率）							
		選択バイアス		実行バイアス	検出バイアス	症例減少バイアス				その他		対象	介入	対照	アウトカム	まとめ	対照群分母	対照群分子	(%)	介入群分母	介入群分子	(%)	効果指標（種類）	効果指標（値）	信頼区間
研究コード	研究デザイン	ランダム化	コンシールメント	盲検化	盲検化	ITT	アウトカム不完全報告	選択的アウトカム報告	早期試験中止	その他のバイアス	まとめ														
Field 2017	RCT	0	0	−2	−2	0	0	0	0	0	−1	0	0	0	0	0	190	6	3.2	192	2	1.0	RR	0.32	0.06,1.62

③CQ 2 エビデンスの統合シート

CQ	CQ2
対象	摂食嚥下障害が疑われる 18 歳以上の者
介入	身体診査技術の結果に基づいた摂食嚥下ケア
対照	従来方法の観察による摂食嚥下ケア

エビデンスの強さは RCT は「強 (A)」からスタート、観察研究は「弱 (C)」からスタート
* 各ドメインは、「高 (−2)」、「中 / 疑い (−1)」、「低 (0)」の 3 段階
** エビデンスの強さは、「強 (A)」、「中 (B)」、「弱 (C)」、「非常に弱 (D)」の 4 段階
*** 重要性はアウトカムの重要性 (1 〜 9)

エビデンス総体								リスク人数（アウトカム率）									
アウトカム	研究デザイン / 研究数	バイアスリスク*	非一貫性*	不精確*	非直接性*	その他（出版バイアスなど）	上昇要因（観察研究）	対照群分母	対照群分子	(%)	介入群分母	介入群分子	(%)	効果指標（種類）	効果指標統合値	信頼区間	エビデンスの強さ**	重要性***
誤嚥性肺炎の発生	RCT/1	−1	0	−1	0	0	0	190	6	3.2	192	2	1.0	RR	0.32	0.06, 1.62	弱 (C)	9

(3) CQ 3, 4, 5

①データベース検索式

PubMed

#1	Search "Pneumonia, Aspiration"[mh] OR "Deglutition Disorders"[mh]
#2	Search aspiration pneumonia*[tiab] OR deglutition disorder*[tiab] OR dysphagia[tiab]
#3	Search (pharyn*[tiab] OR oropharyn*[tiab]) AND (aspirat*[tiab] OR residue*[tiab])
#4	Search #1 or #2 or #3
#5	Search repetitive saliva swallowing test*[tiab] OR repetitive saliva swallow test*[tiab] OR RSST[tiab]
#6	Search modified water swallowing test*[tiab] OR modified water swallow test*[tiab] OR MWST[tiab]
#7	Search food-test*[tiab] OR cough-test*[tiab]
#8	Search swallow*[tiab] AND (function-test*[tiab] OR screening-test*[tiab])
#9	Search #5 or #6 or #7 or #8
#10	Search #4 and #9

Embase

S1	(EMB.EXACT.EXPLODE("aspiration pneumonia") OR EMB.EXACT.EXPLODE("dysphagia"))
S2	(TI,AB((aspiration NEAR pneumonia*) OR (deglutition NEAR disorder*) OR (swallowing NEAR disorder*) OR dysphagia*))
S3	(TI,AB((pharyn* OR oropharyn*) AND (aspirat* OR residue*)))
S4	(S1 OR S2 OR S3)
S5	(TI,AB("repetitive saliva" P/3 swallow* P/3 test* OR RSST))
S6	(TI,AB(modified P/3 water P/3 swallow* P/3 test* OR MWST))
S7	(TI,AB(food P/3 test* OR cough P/3 test*))
S8	(TI,AB(swallow* N/3 (function P/3 test* OR screening P/3 test*)))
S9	(S5 OR S6 OR S7 OR S8)
S10	(S4 AND S9)

CINAHL

S1	MH "Pneumonia, Aspiration" OR MH "Deglutition Disorders"
S2	aspiration pneumonia OR deglutition disorder* OR dysphagia
S3	(pharyn* OR oropharyn*) AND (aspirat* OR residue*)
S4	S1 OR S2 OR S3
S5	repetitive saliva swallow* test* OR RSST
S6	modified water swallow* test* OR MWST
S7	food W3 test* OR cough W3 test*
S8	swallow* N3 ((function W3 test*) OR (screening W3 test*))
S9	S5 OR S6 OR S7 OR S8
S10	S4 AND S9

Cochrane Library

#1	MeSH descriptor: ["Pneumonia, Aspiration"] explode all trees
#2	aspiration pneumonia or deglutition disorder* or dysphagia:ti,ab,kw
#3	(pharyn* OR oropharyn*) and (aspiration* or residue*):ti,ab,kw
#4	#1 or #2 or #3
#5	((repetitive NEXT saliva NEXT swallow* NEXT test*) OR RSST):ti,ab,kw
#6	((modified NEXT water NEXT swallow* NEXT test*) OR MWST):ti,ab,kw
#7	((food NEXT test*) OR (cough NEXT test*)):ti,ab,kw
#8	(swallow* NEAR/3 ((function NEXT test*) OR (screening NEXT test*))):ti,ab,kw
#9	{OR #5-#8}
#10	#4 and #9

#1	肺炎 - 嚥下性 /TH or 誤嚥性肺炎 /AL or 嚥下性肺炎 /AL or 吸引性肺炎 /AL
#2	@嚥下障害 /TH or 嚥下障害 /AL
#3	(嚥下 /TH or 嚥下 /AL)
#4	(気道内誤嚥 /TH or 誤嚥 /AL) or 残留 /AL
#5	#3 and #4
#6	#1 or #2 or #5
#7	RSST/AL or "Repetitive Saliva Swallowing Test"/AL or "Repetitive Saliva Swallow Test"/AL or 反復唾液 /AL
#8	MWST/AL or "Modified Water Swallowing Test"/AL or "Modified Water Swallow Test"/AL or 改訂版水飲み /AL or 改訂水飲み /AL
#9	フードテスト /AL or 咳テスト /AL
#10	#7 or #8 or #9
#11	スクリーニング /AL or screening/AL or 嚥下機能 /AL
#12	#6 and #10 and #11

②CQ 3　エビデンスの評価シート（インデックス検査：反復唾液嚥下テスト（RSST）：アウトカム：誤嚥検出の感度・特異度）

CQ	CQ3
対象	摂食嚥下障害が疑われる 18 歳以上の者
インデックス検査	反復唾液嚥下テスト（RSST）
対照	なし
参照基準	VE または VF

*バイアスリスク、非直接性
　各ドメインの評価は、「高リスク」、「低リスク」、「不明」の 3 段階
　まとめは、「深刻」、「なさそう」、「なし」の 3 段階でエビデンス総体に反映させる

各アウトカムごとに別表にまとめる

	アウトカム		誤嚥の検出の感度・特異度									人数												
	個別研究				バイアスリスク*						非直接性*				人数										
研究コード	研究デザイン	参照スタンダード	選択バイアス	インデックス検査	参照基準	フローとタイミング	まとめ	対象	インデックス検査	参照基準	まとめ	TP	FP	TN	FN	有病率	信頼区間	感度	信頼区間	特異度	信頼区間	正診率	信頼区間	ROC AUC	信頼区間	P値
小口 2000	横断研究	VF	低リスク	低リスク	不明	低リスク	なさそう	低リスク	低リスク	低リスク	なし	51	27	52	1	0.40	0.31、0.49	0.98	0.90、1.00	0.66	0.54、0.76	0.79	0.71、0.85	NA	NA	NA
渡邊 2007	横断研究	VF	低リスク	不明	低リスク	低リスク	なさそう	低リスク	低リスク	低リスク	なし	43	12	8	19	0.76	0.65、0.84	0.69	0.56、0.80	0.40	0.19、0.64	0.62	0.51、0.73	NA	NA	NA

③CQ 3　エビデンスの統合シート（インデックス検査：反復唾液嚥下テスト（RSST）：アウトカム：誤嚥検出の感度・特異度）

アウトカム	研究数	研究デザイン	エビデンスの質を下げるかもしれない要因					最終の質	1000 人あたりの効果	重要度
			限界	非直接性	非一貫性	不精確さ	出版バイアス			
真陽性	2 件（94 人）	観察研究	なさそう	なし	なさそう	なし	なさそう	低	441 人	6.3
真陰性	2 件（60 人）	観察研究	なさそう	なし	なさそう	なし	なさそう	低	282 人	6.3
偽陽性	2 件（39 人）	観察研究	なさそう	なし	なさそう	なし	なさそう	低	183 人	6.3
偽陰性	2 件（20 人）	観察研究	なさそう	なし	なさそう	なし	なさそう	低	94 人	6.3
不確かな結果	報告なし	―	―	―	―	―	―	―	―	―

④CQ 4 エビデンスの評価シート（インデックス検査：改訂水飲みテスト（MWST）：アウトカム：誤嚥検出の感度・特異度）

CQ	CQ4
対象	摂食嚥下障害が疑われる18歳以上の者
インデックス検査	改訂水飲みテスト（MWST）
対照	なし
参照基準	VE または VF

*バイアスリスク，非直接性
　各ドメインの評価は，「高リスク」，「低リスク」，「不明」の3段階
　まとめは，「深刻」，「なさそう」，「なし」の3段階でエビデンス総体に反映させる

各アウトカムごとに別表にまとめる

アウトカム							誤嚥の検出の感度・特異度																
個別研究			バイアスリスク*					非直接性*				人数											
研究コード	研究デザイン	参照スタンダード	選択バイアス	インデックス検査	参照基準	フローとタイミング	まとめ	対象	インデックス検査	参照基準	まとめ	TP	FP	TN	FN	有病率	信頼区間	感度	信頼区間	特異度	信頼区間	正診率	信頼区間	ROC AUC	信頼区間	P値
渡邊2007	横断研究	VF	低リスク	不明	低リスク	低リスク	なさそう	低リスク	低リスク	低リスク	なし	45	12	9	18	0.75	0.64,0.84	0.71	0.59,0.82	0.43	0.22,0.66	0.64	0.53,0.74	NA	NA	NA
大沢2012	横断研究	VF	低リスク	低リスク	不明	低リスク	なさそう	低リスク	低リスク	低リスク	なし	29	29	76	21	0.32	0.25,0.40	0.58	0.43,0.72	0.72	0.63,0.81	0.68	0.60,0.75	NA	NA	NA

⑤CQ 4　エビデンスの統合シート（インデックス検査：改訂水飲みテスト（MWST）：アウトカム：誤嚥検出の感度・特異度）

アウトカム	研究数	研究デザイン	エビデンスの質を下げるかもしれない要因					最終の質	1000人あたりの効果	重要度
			限界	非直接性	非一貫性	不精確さ	出版バイアス			
真陽性	2件（74人）	観察研究	なさそう	なし	なさそう	なし	なさそう	低	310人	6.3
真陰性	2件（85人）	観察研究	なさそう	なし	なさそう	なし	なさそう	低	356人	6.3
偽陽性	2件（41人）	観察研究	なさそう	なし	なさそう	なし	なさそう	低	172人	6.3
偽陰性	2件（39人）	観察研究	なさそう	なし	なさそう	なし	なさそう	低	163人	6.3
不確かな結果	報告なし	―	―	―	―	―	―	―	―	―

⑥CQ 4　エビデンスの評価シート（インデックス検査：改訂水飲みテスト（MWST）：アウトカム：咽頭残留検出の感度・特異度）

CQ	CQ4
対象	摂食嚥下障害が疑われる18歳以上の者
インデックス検査	改訂水飲みテスト（MWST）
対照	なし
参照基準	VE または VF

*バイアスリスク，非直接性
　各ドメインの評価は，「高リスク」，「低リスク」，「不明」の3段階
　まとめは，「深刻」，「なさそう」，「なし」の3段階でエビデンス総体に反映させる

各アウトカムごとに別表にまとめる

アウトカム							咽頭残留の検出の感度・特異度																
個別研究			バイアスリスク*					非直接性*				人数											
研究コード	研究デザイン	参照スタンダード	選択バイアス	インデックス検査	参照基準	フローとタイミング	まとめ	対象	インデックス検査	参照基準	まとめ	TP	FP	TN	FN	有病率	信頼区間	感度	信頼区間	特異度	信頼区間	正診率	信頼区間	ROC AUC	信頼区間	P値
大沢2012	横断研究	VF	低リスク	低リスク	低リスク	低リスク	なし	低リスク	低リスク	低リスク	なし	17	41	74	23	0.26	0.19,0.33	0.43	0.27,0.59	0.64	0.55,0.73	0.59	0.51,0.67	NA	NA	NA

⑦CQ 4　エビデンスの統合シート（インデックス検査：改訂水飲みテスト（MWST）：アウトカム：咽頭残留検出の感度・特異度）

アウトカム	研究数	研究デザイン	エビデンスの質を下げるかもしれない要因					最終の質	1000人あたりの効果	重要度
			限界	非直接性	非一貫性	不精確さ	出版バイアス			
真陽性	1件（17人）	観察研究	なし	なし	なし	深刻	なし	低	110人	6.3
真陰性	1件（74人）	観察研究	なし	なし	なし	深刻	なし	低	477人	6.3
偽陽性	1件（41人）	観察研究	なし	なし	なし	深刻	なし	低	265人	6.3
偽陰性	1件（23人）	観察研究	なし	なし	なし	深刻	なし	低	148人	6.3
不確かな結果	報告なし	―	―	―	―	―	―	―	―	―

⑧CQ 5　エビデンスの評価シート（インデックス検査：フードテスト（FT）：アウトカム：誤嚥検出の感度・特異度）

CQ	CQ5
対象	摂食嚥下障害が疑われる 18 歳以上の者
インデックス検査	フードテスト（FT）
対照	なし
参照基準	VE または VF

* バイアスリスク，非直接性
　各ドメインの評価は，「高リスク」，「低リスク」，「不明」の 3 段階
　まとめは，「深刻」，「なさそう」，「なし」の 3 段階でエビデンス総体に反映させる

各アウトカムごとに別表にまとめる

アウトカム			誤嚥の検出の感度・特異度																					
個別研究			バイアスリスク*					非直接性*			人数													
研究コード	研究デザイン	参照スタンダード	選択バイアス	インデックス検査	参照基準	フローとタイミング	まとめ	対象	インデックス検査	参照基準	まとめ	TP	FP	TN	FN	有病率	信頼区間	感度	信頼区間	特異度	信頼区間	正診率	信頼区間	ROC AUC	信頼区間	P値
大沢 2012	横断研究	VF	低リスク	低リスク	低リスク	低リスク	なし	低リスク	低リスク	低リスク	なし	8	89	56	2	0.06	0.31, 0.12	0.80	0.44, 0.97	0.39	0.31, 0.47	0.41	0.33, 0.49	NA	NA	NA

⑨CQ 5　エビデンスの統合シート（インデックス検査：フードテスト（FT）：アウトカム：誤嚥検出の感度・特異度）

アウトカム	研究数	研究デザイン	エビデンスの質を下げるかもしれない要因					最終の質	1000 人あたりの効果	重要度
			限界	非直接性	非一貫性	不精確さ	出版バイアス			
真陽性	1 件（8 人）	観察研究	なし	なし	なし	深刻	なし	低	52 人	6.3
真陰性	1 件（56 人）	観察研究	なし	なし	なし	深刻	なし	低	361 人	6.3
偽陽性	1 件（89 人）	観察研究	なし	なし	なし	深刻	なし	低	574 人	6.3
偽陰性	1 件（2 人）	観察研究	なし	なし	なし	深刻	なし	低	13 人	6.3
不確かな結果	報告なし	—	—	—	—	—	—	—	—	—

(4) CQ 6

①データベース検索式

PubMed

#1	Search "Pneumonia, Aspiration"[mh] OR "Deglutition Disorders"[mh]
#2	Search aspiration pneumonia*[tiab] OR deglutition disorder*[tiab] OR dysphagia[tiab]
#3	Search (pharyn*[tiab] OR oropharyn*[tiab]) AND (aspirat*[tiab] OR residue*[tiab])
#4	Search #1 or #2 or #3
#5	Search "Auscultation"[mh] OR "Stethoscopes"[mh] OR auscultation[tiab] OR stethoscope*[tiab]
#6	Search cervical[tiab] OR swallowing sound*[tiab]
#7	Search #4 and #5 and #6

Embase

S1	(EMB.EXACT.EXPLODE("aspiration pneumonia") OR EMB.EXACT.EXPLODE("dysphagia"))
S2	(TI,AB((aspiration NEAR pneumonia*) OR (deglutition NEAR disorder*) OR (swallowing NEAR disorder*) OR dysphagia*))
S3	(TI,AB((pharyn* OR oropharyn*) AND (aspirat* OR residue*)))
S4	(S1 OR S2 OR S3)
S5	(EMB.EXACT("auscultation") OR EMB.EXACT.EXPLODE("stethoscope"))
S6	(TI,AB(auscultation OR stethoscope*))
S7	(S5 or S6)
S8	(TI,AB(cervical OR swallowing P/2 sound*))
S9	(S4 and S7 and S8)

CINAHL

S1	MH "Pneumonia, Aspiration" OR MH "Deglutition Disorders"
S2	aspiration pneumonia OR deglutition disorder* OR dysphagia
S3	(pharyn* OR oropharyn*) AND (aspirat* OR residue*)
S4	S1 OR S2 OR S3
S5	(MH "Auscultation") OR (MH "Stethoscopes")
S6	auscultation OR stethoscope*
S7	S5 OR S6
S8	S4 AND S7

Cochrane Library

#1	MeSH descriptor: ["Pneumonia, Aspiration"] explode all trees
#2	aspiration pneumonia or deglutition disorder* or dysphagia:ti,ab,kw
#3	(pharyn* OR oropharyn*) and (aspiration* or residue*):ti,ab,kw
#4	#1 or #2 or #3
#5	MeSH descriptor: ["Auscultation"] explode all trees
#6	(auscultation OR stethoscope*):ti,ab,kw
#7	#5 or #6
#8	(cervical OR swallowing sound*):ti,ab,kw
#9	#4 and #7 and #8

医学中央雑誌

#1	肺炎 - 嚥下性 /TH or 誤嚥性肺炎 /AL or 嚥下性肺炎 /AL or 吸引性肺炎 /AL
#2	@ 嚥下障害 /TH or 嚥下障害 /AL
#3	(嚥下 /TH or 嚥下 /AL)
#4	(気道内誤嚥 /TH or 誤嚥 /AL) or 残留 /AL
#5	#3 and #4
#6	#1 or #2 or #5
#7	聴診 /TH or 聴診 /AL
#8	スクリーニング /AL or 検出 /AL or 検査 /AL or 評価 /AL
#9	#6 and #7 and #8

②CQ 6 エビデンスの評価シート（アウトカム：誤嚥検出の感度・特異度）

CQ	CQ6
対象	摂食嚥下障害が疑われる18歳以上の者
インデックス検査	頸部聴診法
対照	なし
参照基準	VE または VF

*バイアスリスク，非直接性
　各ドメインの評価は，「高リスク」，「低リスク」，「不明」の3段階
　まとめは，「深刻」，「なさそう」，「なし」の3段階でエビデンス総体に反映させる

各アウトカムごとに別表にまとめる

研究コード	研究デザイン	参照スタンダード	選択バイアス	インデックス検査	参照基準	フローとタイミング	まとめ	対象	インデックス検査	参照基準	まとめ	TP	FP	TN	FN	有病率	信頼区間	感度	信頼区間	特異度	信頼区間	正診率	信頼区間	ROC AUC	信頼区間	P値
Shaw 2004（呼吸音）	横断研究	VF	低リスク	低リスク	低リスク	低リスク	なし	低リスク	低リスク	低リスク	なし	18	8	57	22	0.38	0.29, 0.48	0.45	0.29, 0.62	0.88	0.77, 0.95	0.71	0.57, 0.76	NA	NA	NA
井上 2005, 2007（呼吸音）	横断研究	VF	高リスク	不明	低リスク	低リスク	なさそう	高リスク	低リスク	低リスク	なさそう	62	8	30	5	0.64	0.54, 0.73	0.93	0.83, 0.98	0.79	0.63, 0.90	0.88	0.80, 0.93	NA	NA	NA
杉本 2010（呼吸音）	横断研究	VF	低リスク	不明	低リスク	低リスク	なさそう	低リスク	低リスク	低リスク	なし	8	0	6	2	0.63	0.35, 0.85	0.80	0.44, 0.97	1.00	0.54, 1.00	0.88	0.62, 0.98	NA	NA	NA
Nozue 2017（呼吸音＋嚥下音）	横断研究	VF	低リスク	不明	低リスク	なさそう	低リスク	低リスク	低リスク	なし	111	165	195	81	0.35	0.31, 0.39	0.58	0.50, 0.64	0.54	0.49, 0.60	0.55	0.51, 0.60	NA	NA	NA
Caviedes 2010（呼吸音＋嚥下音）	横断研究	VF	低リスク	低リスク	不明	なさそう	低リスク	低リスク	低リスク	なし	14	9	37	3	0.27	0.17, 0.40	0.82	0.57, 0.96	0.80	0.66, 0.91	0.81	0.69, 0.90	NA	NA	NA
Borr 2007（呼吸音＋嚥下音）	横断研究	VF	高リスク	不明	低リスク	低リスク	なさそう	高リスク	低リスク	低リスク	なさそう	110	54	126	7	0.39	0.34, 0.45	0.94	0.88, 0.98	0.70	0.63, 0.77	0.79	0.74, 0.84	NA	NA	NA
Nozue 2017（呼吸音＋嚥下音）	横断研究	VF	低リスク	不明	低リスク	なさそう	低リスク	低リスク	低リスク	なし	157	191	169	35	0.35	0.31, 0.39	0.82	0.76, 0.87	0.47	0.42, 0.52	0.59	0.55, 0.63	NA	NA	NA
渡邊 2006, Ohshige 2012（嚥下音）	横断研究	VF	低リスク	不明	低リスク	なさそう	低リスク	低リスク	低リスク	なし	18	2	55	15	0.37	0.27, 0.47	0.55	0.36, 0.72	0.96	0.88, 1.00	0.81	0.71, 0.89	NA	NA	NA
渡邊 2006, Ohshige 2012（嚥下音）	横断研究	VF	低リスク	不明	低リスク	なさそう	低リスク	低リスク	低リスク	なし	30	8	49	3	0.37	0.27, 0.47	0.91	0.76, 0.98	0.86	0.74, 0.94	0.88	0.79, 0.94	NA	NA	NA
Santamato 2009（嚥下音）	横断研究	VE	高リスク	低リスク	不明	低リスク	なさそう	高リスク	低リスク	低リスク	なさそう	4	0	7	4	0.53	0.27, 0.79	0.50	0.16, 0.84	1.00	0.59, 1.00	0.73	0.45, 0.92	NA	NA	NA
Stroud 2002（嚥下音）	横断研究	VF	低リスク	不明	低リスク	なさそう	低リスク	低リスク	低リスク	なし	28	57	73	2	0.19	0.13, 0.26	0.93	0.78, 0.99	0.56	0.47, 0.65	0.63	0.55, 0.71	NA	NA	NA
Leslie 2004（嚥下音）	横断研究	VF	高リスク	低リスク	不明	低リスク	なさそう	高リスク	低リスク	低リスク	なさそう	8	1	9	2	0.50	0.27, 0.73	0.80	0.44, 0.97	0.90	0.55, 0.99	0.85	0.62, 0.97	NA	NA	NA
Nozue 2017（嚥下音）	横断研究	VF	低リスク	不明	低リスク	なさそう	低リスク	低リスク	低リスク	なし	139	181	179	53	0.35	0.31, 0.39	0.72	0.65, 0.79	0.50	0.44, 0.55	0.58	0.53, 0.62	NA	NA	NA

※ 網掛けは重複のためメタアナリシスから除外
※ 1. 対象に健常者含まれる場合は，選択バイアス高リスク，非直接性高リスクとした
※ 2. 盲検化が順序の記載ある場合を，最初の検査は低リスク，後の検査は影響ないと言い切れないので不明とした
※ 3. Boor 2007, Leslie 2004, Nozue 2017 は検証値に誤嚥を合わせて「異常」として検出している"
※ 4. Nozue 2017 は1通り値をもう一度頸部聴診と両方の精度を測定している。初回と2回目で大きな違いは無く表には初回の結果のみ記載した
※ 5. Boor 2007 は同じ対象を9回，Stroud 2002 は同じ対象を10回，Nozue 2017 は同じ対象を12回聴いている TPなどの値は総和を記載
※ 6. Boor 2007 は ST による評価，学生による評価，一般人による評価の記載があったが大きな違いは無く表には ST による評価のみ記載した

③CQ 6 エビデンスの統合シート（アウトカム：誤嚥検出の感度・特異度）

アウトカム	研究数	研究デザイン	エビデンスの質を下げるかもしれない要因					最終の質	1000人あたりの効果	重要度
			限界	非直接性	非一貫性	不精確さ	出版バイアス			
真陽性	10件（439人）	横断観察研究	なさそう	なさそう	なさそう	なし	なさそう	低	309人	6.3
真陰性	10件（563人）	横断観察研究	なさそう	なさそう	なさそう	なし	なさそう	低	396人	6.3
偽陽性	10件（336人）	横断観察研究	なさそう	なさそう	なさそう	なし	なさそう	低	236人	6.3
偽陰性	10件（85人）	横断観察研究	なさそう	なさそう	なさそう	なし	なさそう	低	60人	6.3
不確かな結果	報告なし	―	―	―	―	―	―	―	―	―

④CQ 6 エビデンスの評価シート（アウトカム：咽頭残留検出の感度・特異度）

CQ	CQ6
対象	摂食嚥下障害が疑われる18歳以上の者
インデックス検査	頸部聴診法
対照	なし
参照基準	VE または VF

*バイアスリスク，非直接性
　各ドメインの評価は，「高リスク」，「低リスク」，「不明」の3段階
　まとめは，「深刻」，「なさそう」，「なし」の3段階でエビデンス総体に反映させる

各アウトカムごとに別表にまとめる

研究コード	研究デザイン	参照スタンダード	選択バイアス	インデックス検査	参照基準	フローとタイミング	まとめ	対象	インデックス検査	参照基準	まとめ	TP	FP	TN	FN	有病率	信頼区間	感度	信頼区間	特異度	信頼区間	正診率	信頼区間	ROC AUC	信頼区間	P値
田村 2008（呼吸音）	横断研究	VF	低リスク	不明	不明	低リスク	なさそう	低リスク	低リスク	低リスク	なし	3	1	2	2	0.63	0.24, 0.91	0.60	0.15, 0.95	0.67	0.09, 0.99	0.63	0.24, 0.91	NA	NA	NA

⑤CQ 6　エビデンスの統合シート（アウトカム：咽頭残留検出の感度・特異度）

アウトカム	研究数	研究デザイン	エビデンスの質を下げるかもしれない要因					最終の質	1000人あたりの効果	重要度
			限界	非直接性	非一貫性	不精確さ	出版バイアス			
真陽性	1件（3人）	横断観察研究	なさそう	なし	なし	深刻	なし	非常に低	375人	6.3
真陰性	1件（2人）	横断観察研究	なさそう	なし	なし	深刻	なし	非常に低	250人	6.3
偽陽性	1件（1人）	横断観察研究	なさそう	なし	なし	深刻	なし	非常に低	125人	6.3
偽陰性	1件（2人）	横断観察研究	なさそう	なし	なし	深刻	なし	非常に低	250人	6.3
不確かな結果	報告なし	—	—	—	—	—	—	—	—	—

(5) CQ 7

①データベース検索式

#1	Search "Pneumonia, Aspiration"[mh] OR "Deglutition Disorders"[mh]
#2	Search aspiration pneumonia*[tiab] OR deglutition disorder*[tiab] OR dysphagia[tiab]
#3	Search #1 or #2
#4	Search "Ultrasonography"[mh]
#5	Search ultrason*[tiab] OR ultrasound*[tiab] OR echotomograph*[tiab] OR echo tomograph*[tiab] OR echograph*[tiab] OR sonograph*[tiab] OR ultra sound*[tiab]
#6	Search #4 or #5
#7	Search screening[tiab] OR predict*[tiab] OR test[tiab] OR tests[tiab] OR detect*[tiab] OR assess*[tiab] OR evaluat*[tiab]
#8	Search deglutit*[tiab] OR swallow*[tiab] OR esophag*[tiab] OR pharyn*[tiab] OR oropharyn*[tiab]
#9	Search #3 and #6 and #7 and #8

Embase

S1	((EMB.EXACT.EXPLODE("aspiration pneumonia") OR EMB.EXACT.EXPLODE("dysphagia")))
S2	((TI,AB((aspiration NEAR pneumonia*) OR (deglutition NEAR disorder*) OR (swallowing NEAR disorder*) OR dysphagia*)))
S3	(S1 OR S2)
S4	EMB.EXACT.EXPLODE("echography")
S5	(TI,AB(ultrason* OR ultrasound* OR echotomograph* OR (echo PRE/2 tomograph*) OR echograph* OR sonograph* OR (ultra PRE/2 sound)))
S6	(S4 OR S5)
S7	(TI,AB(deglutit* OR swallow* OR dysphagia* OR esophag* OR pharyn* OR oropharyn*))
S8	(TI,AB(screening OR predict* OR test OR tests OR detect* OR assess* OR evaluat*))
S9	((S3 AND S6 AND (S7 NEAR S8)))

CINAHL

S1	MH "Pneumonia, Aspiration" OR MH "Deglutition Disorders"
S2	aspiration pneumonia OR deglutition disorder* OR dysphagia
S3	S1 OR S2
S4	(MH "Ultrasonography+")
S5	ultrason* OR ultrasound* OR echotomograph* OR echo tomograph* OR echograph* OR sonograph* OR ultra sound*
S6	S4 OR S5
S7	screening OR predict* OR test OR tests OR detect* OR assess* OR evaluat*
S8	deglutit* OR swallow* OR esophag* OR pharyn* OR oropharyn*
S9	S3 AND S6 AND S7 AND S8

Cochrane Library

#1	MeSH descriptor: ["Pneumonia, Aspiration"] explode all trees
#2	(aspiration pneumonia or deglutition disorder* or dysphagia):ti,ab,kw
#3	#1 or #2
#4	MeSH descriptor: [Ultrasonography] explode all trees
#5	(ultrason* or ultrasound* or echotomograph* or echo tomograph* or echograph* or sonograph* or ultra sound*):ti,ab,kw
#6	#4 or #5
#7	((deglutit* OR swallow* OR dysphagia* OR esophag* OR pharyn* OR oropharyn*) near/5 (screening OR predict* OR test OR tests OR detect* OR assess* OR evaluat*)):ti,ab,kw
#8	#3 and #6 and #7

医学中央雑誌

#1	肺炎 - 嚥下性 /TH or 誤嚥性肺炎 /AL or 嚥下性肺炎 /AL or 吸引性肺炎 /AL
#2	@嚥下障害 /TH or 嚥下障害 /AL
#3	(嚥下 /TH or 嚥下 /AL)
#4	(気道内誤嚥 /TH or 誤嚥 /AL) or 残留 /AL
#5	#3 and #4
#6	#1 or #2 or #5
#7	スクリーニング /AL or screening/AL or 検出 /AL or 検査 /AL or 評価 /AL
#8	(超音波 /TH or 超音波 /AL)
#9	#6 and #7 and #8

②CQ 7　エビデンスの評価シート（アウトカム：誤嚥検出の感度・特異度）

CQ	CQ7
対象	18 歳以上の成人
インデックス検査	超音波診断装置での観察による摂食嚥下障害のスクリーニング
対照	なし
参照基準	嚥下造影検査または嚥下内視鏡検査

*バイアスリスク，非直接性
　　各ドメインの評価は，「高リスク」，「低リスク」，「不明」の 3 段階
　　まとめは，「深刻」，「なさそう」，「なし」の 3 段階でエビデンス総体に反映させる
　　各アウトカムごとに別表にまとめる

	アウトカム		誤嚥の検出の感度・特異度					非直接性*				人数														
研究コード	研究デザイン	参照スタンダード	選択バイアス	インデックス検査	参照基準	フローとタイミング	まとめ	対象	インデックス検査	参照基準	まとめ	TP	FP	TN	FN	有病率	信頼区間	感度	信頼区間	特異度	信頼区間	正診率	信頼区間	ROC AUC	信頼区間	P 値
Miura 2014b	横断研究	VE/ VF	不明	不明	低リスク	低リスク	なさそう	低リスク	低リスク	低リスク	なし	10	2	29	1	0.26	0.14, 0.42	0.91	0.59, 1.00	0.94	0.79, 0.99	0.93	0.81, 0.99	NA	NA	NA
Miura 2014a	横断研究	VE/ VF	不明	不明	低リスク	低リスク	なさそう	低リスク	低リスク	低リスク	なし	7	5	26	4	0.26	0.14, 0.42	0.64	0.31, 0.89	0.84	0.66, 0.95	0.79	0.63, 0.90	NA	NA	NA
Tomii 2011	横断研究	VF	不明	不明	不明	不明	なさそう	低リスク	低リスク	低リスク	なし	20	9	67	4	0.24	0.20, 0.39	0.83	0.63, 0.95	0.88	0.79, 0.94	0.87	0.79, 0.93	NA	NA	NA
Lee 2016_hbd	横断研究	VF	不明	不明	低リスク	低リスク	なさそう	低リスク	低リスク	低リスク	なし	26	4	17	5	0.60	0.45, 0.73	0.84	0.66, 0.95	0.81	0.58, 0.95	0.83	0.70, 0.92	NA	NA	NA
Lee 2016_delta	横断研究	VF	不明	不明	低リスク	低リスク	なさそう	低リスク	低リスク	低リスク	なし	20	1	20	11	0.60	0.45, 0.73	0.65	0.45, 0.81	0.95	0.76, 1.00	0.77	0.63, 0.87	NA	NA	NA

※ 1.Lee 2016 は喉頭侵入も含む．精度は hyoid bone displacement を用いた評価，delta value を用いた評価両方記載 meta analysis には hyoid bone displacement を用いた評価を使用

③CQ 7　エビデンスの統合シート（アウトカム：誤嚥検出の感度・特異度）

アウトカム	研究数	研究デザイン	エビデンスの質を下げるかもしれない要因					最終の質	1000 人あたりの効果	重要度
			限界	非直接性	非一貫性	不精確さ	出版バイアス			
真陽性	4 件(63 人)	横断観察研究	なさそう	なし	なさそう	なし	なさそう	低	267 人	6.3
真陰性	4 件(139 人)	横断観察研究	なさそう	なし	なさそう	なし	なさそう	低	589 人	6.3
偽陽性	4 件(20 人)	横断観察研究	なさそう	なし	なさそう	なし	なさそう	低	85 人	6.3
偽陰性	4 件(14 人)	横断観察研究	なさそう	なし	なさそう	なし	なさそう	低	59 人	6.3
不確かな結果	報告なし	―	―	―	―	―	―	―	―	―

CQ	CQ7
対象	18歳以上の成人
インデックス検査	超音波診断装置での観察による摂食嚥下障害のスクリーニング
対照	なし
参照基準	VE または VF

*バイアスリスク，非直接性
　各ドメインの評価は、「高リスク」、「低リスク」、「不明」の3段階
　まとめは、「深刻」、「なさそう」、「なし」の3段階でエビデンス総体に反映させる

各アウトカムごとに別表にまとめる

アウトカム 個別研究			咽頭残留の検出の感度・特異度 バイアスリスク*					非直接性*				人数														
研究コード	研究デザイン	参照スタンダード	選択バイアス	インデックス検査	参照基準	フローとタイミング	まとめ	対象	インデックス検査	参照基準	まとめ	TP	FP	TN	FN	有病率	信頼区間	感度	信頼区間	特異度	信頼区間	正診率	信頼区間	ROC AUC	信頼区間	P値
Miura 2016	横断研究	VE	不明	不明	低リスク	低リスク	なさそう	低リスク	低リスク	低リスク	なし	8	2	4	5	0.68	0.43, 0.87	0.62	0.32, 0.86	0.67	0.22, 0.96	0.63	0.38, 0.84	NA	NA	NA

アウトカム	研究数	研究デザイン	エビデンスの質を下げるかもしれない要因					最終の質	1000人あたりの効果	重要度
			限界	非直接性	非一貫性	不精確さ	出版バイアス			
真陽性	1件（8人）	横断観察研究	なさそう	なし	なし	深刻	なし	非常に低	421人	6.3
真陰性	1件（4人）	横断観察研究	なさそう	なし	なし	深刻	なし	非常に低	211人	6.3
偽陽性	1件（2人）	横断観察研究	なさそう	なし	なし	深刻	なし	非常に低	105人	6.3
偽陰性	1件（5人）	横断観察研究	なさそう	なし	なし	深刻	なし	非常に低	263人	6.3
不確かな結果	報告なし	－	－	－	－	－	－	－	－	－

(6) CQ 8

①データベース検索式

PubMed

#1	"Pneumonia, Aspiration"[mh] OR "Deglutition Disorders"[mh]
#2	aspiration pneumonia*[tiab] OR deglutition disorder*[tiab] OR dysphagia[tiab]
#3	aspiration*[tiab] OR residue*[tiab]
#4	#1 or #2 or #3
#5	deglutit*[tiab] OR swallow*[tiab]
#6	care[tiab] OR ("nursing"[sh] OR "nursing"[mh]) OR ("rehabilitation"[sh] OR "rehabilitation"[tiab] OR "rehabilitation"[mh]) OR exercise*[tiab] OR training[tiab]
#7	"Ultrasonography"[mh]
#8	ultrason*[tiab] OR ultrasound*[tiab] OR echotomograph*[tiab] OR echo tomograph*[tiab] OR echograph*[tiab] OR sonograph*[tiab] OR ultra sound[tiab] OR acoustic[tiab]
#9	#7 or #8
#10	#4 and #5 and #6 and #9

Embase

S1	(EMB.EXACT.EXPLODE("aspiration pneumonia") OR EMB.EXACT.EXPLODE("dysphagia"))
S2	(TI,AB((aspiration NEAR pneumonia*) OR (deglutition NEAR disorder*) OR (swallowing NEAR disorder*) OR dysphagia*))
S3	(TI,AB(aspiration* OR residue*))
S4	(S1 or S2 or S3)
S5	(TI,AB(deglutit* OR swallow*) AND QU(RH))
S6	(TI,AB((deglutit* OR swallow*) NEAR (care OR management OR rehabilitation OR exercise* OR training)))
S7	(S5 or S6)
S8	EMB.EXACT.EXPLODE("echography")
S9	(TI,AB(ultrason* OR ultrasound* OR echotomograph* OR (echo PRE/2 tomograph*) OR echograph* OR sonograph* OR (ultra PRE/2 sound) OR acoustic))
S10	(S8 or S9)
S11	(S4 and S7 and S10)

CINAHL

S1	MH "Pneumonia, Aspiration" OR MH "Deglutition Disorders"
S2	aspiration pneumonia OR deglutition disorder* OR dysphagia
S3	aspiration* OR residue*
S4	S1 OR S2 OR S3
S5	(deglutit* OR swallow*) AND (MW "NU" OR MW "RH")
S6	(deglutit* OR swallow*) N5 (care OR management OR rehabilitation OR exercise* OR training)
S7	S5 OR S6
S8	MH Ultrasonography+
S9	ultrason* OR ultrasound* OR echotomograph* OR echo tomograph* OR echograph* OR sonograph* OR ultra sound* OR acoustic
S10	S8 OR S9
S11	S4 AND S7 AND S10

Cochrane Library

#1	[mh "Pneumonia, Aspiration"] or [mh "Deglutition Disorders"]
#2	aspiration pneumonia or deglutition disorder* or dysphagia:ti,ab,kw
#3	aspiration* or residue*:ti,ab,kw
#4	#1 or #2 or #3
#5	((deglutit* or swallow*) near/5 (care or management or rehabilitation or exercise* or training)):ti,ab,kw
#6	[mh Ultrasonography]
#7	(ultrason* or ultrasound* or echotomograph* or echo tomograph* or echograph* or sonograph* or ultra sound* or acoustic):ti,ab,kw
#8	#6 or #7
#9	#4 and #5 and #8

#1	肺炎-嚥下性/TH or 誤嚥性肺炎/AL or 嚥下性肺炎/AL or 吸引性肺炎/AL
#2	@嚥下障害/TH or 嚥下障害/AL
#3	(嚥下/TH or 嚥下/AL)
#4	(気道内誤嚥/TH or 誤嚥/AL) or 残留/AL
#5	#3 and #4
#6	#1 or #2 or #5
#7	嚥下ケア/AL or 嚥下訓練/TH or 嚥下訓練/AL or 嚥下リハ/AL or 嚥下サポート/AL or 嚥下支援/AL
#8	(超音波/TH or 超音波/AL)
#9	#6 and #7 and #8

②CQ8 エビデンスの評価シート（アウトカム：誤嚥性肺炎の発生）

CQ	CQ8
対象	摂食嚥下障害が疑われる18歳以上の者
介入	超音波診断装置での観察結果に基づいた摂食嚥下ケア
対照	従来方法の観察による摂食嚥下ケア

* 各項目の評価は、「高（−2）」、「中／疑い（−1）」、「低（0）」の3段階
　まとめは、「高（−2）」、「中（−1）」、「低（0）」の3段階でエビデンス総体に反映させる

各アウトカムごとに別紙にまとめる

アウトカム：誤嚥性肺炎の発生

研究コード	研究デザイン	ランダム化	コンシールメント	盲検化(実行)	盲検化(検出)	ITT	アウトカム不完全報告	選択的アウトカム報告	早期試験中止	その他のバイアス	まとめ	対象	介入	対照	アウトカム	まとめ	対照群分母	対照群分子	(%)	介入群分母	介入群分子	(%)	効果指標(種類)	効果指標(値)	信頼区間
Miura 2018	RCT	0	0	−2	−2	−2					−1	0	0	0		−1	23	1	4.3	23	2	8.7	OR	2.09	0.18, 24.87

③CQ8 エビデンスの評価シート（アウトカム：誤嚥の発生率）

CQ	CQ8
対象	摂食嚥下障害が疑われる18歳以上の者
介入	超音波診断装置での観察結果に基づいた摂食嚥下ケア
対照	従来方法の観察による摂食嚥下ケア

* 各項目の評価は、「高（−2）」、「中／疑い（−1）」、「低（0）」の3段階
　まとめは、「高（−2）」、「中（−1）」、「低（0）」の3段階でエビデンス総体に反映させる

各アウトカムごとに別紙にまとめる

アウトカム：誤嚥の発生

研究コード	研究デザイン	ランダム化	コンシールメント	盲検化(実行)	盲検化(検出)	ITT	アウトカム不完全報告	選択的アウトカム報告	早期試験中止	その他のバイアス	まとめ	対象	介入	対照	アウトカム	まとめ	対照群分母	対照群分子	(%)	介入群分母	介入群分子	(%)	効果指標(種類)	効果指標(値)	信頼区間
Miura 2018	RCT	0	0	−2	−2	−2				0	−1	0	0	0		−1	23	3	13.0	23	1	4.3	OR	0.30	0.03, 3.15

④CQ8 エビデンスの評価シート（アウトカム：梨状窩の残留率）

CQ	CQ8
対象	摂食嚥下障害が疑われる18歳以上の者
介入	超音波診断装置での観察結果に基づいた摂食嚥下ケア
対照	従来方法の観察による摂食嚥下ケア

* 各項目の評価は、「高（−2）」、「中／疑い（−1）」、「低（0）」の3段階
　まとめは、「高（−2）」、「中（−1）」、「低（0）」の3段階でエビデンス総体に反映させる

各アウトカムごとに別紙にまとめる

アウトカム：梨状窩の残留率

研究コード	研究デザイン	ランダム化	コンシールメント	盲検化(実行)	盲検化(検出)	ITT	アウトカム不完全報告	選択的アウトカム報告	早期試験中止	その他のバイアス	まとめ	対象	介入	対照	アウトカム	まとめ	対照群分母	対照群分子	(%)	介入群分母	介入群分子	(%)	効果指標(種類)	効果指標(値)	信頼区間
Miura 2018	RCT	0	0	−2	−2	−2				0		−1	0	0	0	−1	23	3	13.0	23	2	8.7	OR	0.63	0.10, 4.2

⑤CQ 8　エビデンスの統合シート

CQ	CQ8
対象	摂食嚥下障害が疑われる 18 歳以上の者
介入	超音波診断装置での観察結果に基づいた摂食嚥下ケア
対照	従来方法の観察による摂食嚥下ケア

エビデンスの強さは RCT は「強（A）」からスタート，観察研究は「弱（C）」からスタート
* 各ドメインは，「高（−2）」，「中／疑い（−1）」，「低（0）」の 3 段階
** エビデンスの強さは，「強（A）」，「中（B）」，「弱（C）」，「非常に弱（D）」の 4 段階
*** 重要性はアウトカムの重要性（1 〜 9）

エビデンス総体

アウトカム	研究デザイン／研究数	バイアスリスク*	非一貫性*	不精確*	非直接性*	その他（出版バイアスなど）*	上昇要因（観察研究）*	対照群分母	対照群分子	（%）	介入群分母	介入群分子	（%）	効果指標（種類）	効果指標統合値	信頼区間	エビデンスの強さ**	重要性***	コメント
誤嚥性肺炎の発生	RCT/1	0	0	−2	−1	0		23	1	4.3	23	2	8.7	OR	2.09	0.18, 24.8	弱（C）	9	
誤嚥の発生率	RCT/1	0	0	−1	−1	0		23	3	13.0	23	1	4.3	OR	0.30	0.03, 3.15	弱（C）	8	Miura の研究では，ベースラインと比較して 8 週間後の発生頻度の増減を評価している。今回は，8 週間後の実数で評価した。つまり，8 週間後に 1 回でも誤嚥もしくは残留があれば，人数に含めた。
梨状窩の残留率	RCT/1	0	0	−1	−1	0		23	3	13.0	23	2	8.7	OR	0.63	0.10, 4.21	弱（C）	7	Miura の研究では，ベースラインと比較して 8 週間後の発生頻度の増減を評価している。今回は，8 週間後の実数で評価した。つまり，8 週間後に 1 回でも誤嚥もしくは残留があれば，人数に含めた。

(7) CQ 9

①データベース検索式

PubMed

#1	Search "Pneumonia, Aspiration/diagnosis"[mh] OR "Deglutition Disorders/diagnosis"[mh]
#2	Search "Endoscopy"[mh]
#3	Search endoscop*[tiab]
#4	Search #2 or #3
#5	Search #1 and #4
#6	Search (endoscopic evaluation[tiab] OR endoscopic assessment[tiab] OR fiberendoscopic evaluation[tiab]) AND swallowing[tiab]
#7	Search #5 or #6
#8	Search "Observer Variation"[mh]
#9	Search agreement*[tiab] OR concordance[tiab]
#10	Search intra-rater[tiab] OR intrarater[tiab] OR inter-rater[tiab] OR interrater[tiab]
#11	Search #8 or #9 or #10
#12	Search #7 and #11

Embase

S1	(EMB.EXACT.EXPLODE("aspiration pneumonia -- diagnosis")) OR (EMB.EXACT.EXPLODE("dysphagia -- diagnosis"))
S2	EMB.EXACT.EXPLODE("endoscopy")
S3	TI,AB(endoscop*)
S4	(S2 or S3)
S5	(S1 and S4)
S6	(TI,AB(((endoscopic OR fiberendoscopic) N/2 (evaluation OR assessment)) N/2 swallowing))
S7	(S5 or S6)
S8	(EMB.EXACT.EXPLODE("observer variation"))
S9	(TI,AB(agreement* OR concordance))
S10	(TI,AB("intra-rater" OR intrarater OR "inter-rater" OR interrater))
S11	(S8 or S9 or S10)
S12	(S7 and S11)

CINAHL

S1	MH "Pneumonia, Aspiration/DI" OR MH "Deglutition Disorders/DI"
S2	MH "Endoscopy+"
S3	endoscop*
S4	S2 OR S3
S5	S1 AND S4
S6	(((endoscopic OR fiberendoscopic) N2 (evaluation OR assessment)) N2 swallowing
S7	S5 OR S6
S8	"Observer Variation"
S9	agreement* OR concordance
S10	("intra-rater" OR intrarater OR "inter-rater" OR interrater)
S11	S8 OR S9 OR S10
S12	S7 AND S11

Cochrane Library

#1	[mh "Pneumonia, Aspiration"/DI] OR [mh "Deglutition Disorders"/DI]
#2	[mh Endoscopy] OR endoscop*:ti,ab,kw
#3	#1 and #2
#4	(((endoscopic OR fiberendoscopic) NEAR/2 (evaluation OR assessment)) NEAR/2 swallowing):ti,ab,kw
#5	#3 or #4
#6	[mh "Observer Variation"]
#7	(agreement* OR concordance):ti,ab,kw
#8	("intra-rater" OR intrarater OR "inter-rater" OR interrater):ti,ab,kw
#9	#6 or #7 or #8
#10	#5 and #9
#11	#5 and #9 in Cochrane Reviews, Cochrane Protocols
#12	#5 and #9 in Trials

医学中央雑誌

#1	肺炎 - 誤嚥性 /TH or 誤嚥性肺炎 /AL or 嚥下性肺炎 /AL or 吸引性肺炎 /AL
#2	@ 嚥下障害 /TH or 嚥下障害 /AL
#3	嚥下 /AL or 誤嚥 /AL
#4	#1 or #2 or #3
#5	内視鏡 /TH or 内視鏡 /AL
#6	一致率 /AL or 一致度 /AL or 間一致 /AL or 不一致 /AL or 一致不 /AL
#7	観察者による差 /TH
#8	検者間 /AL or 検者内 /AL or 評価者間 /AL or 評価者内 /AL or 評者間 /AL or 評者内 /AL or 観察者間 /AL or 観察者内 / AL
#9	#6 or #7 or #8
#10	#4 and #5 and #9

(8) CQ 10

①データベース検索式

PubMed

#1	Search "Pneumonia, Aspiration"[mh] OR "Deglutition Disorders"[mh]
#2	Search aspiration pneumonia*[tiab] OR deglutition disorder*[tiab] OR dysphagia[tiab]
#3	Search aspirat*[tiab] OR residu*[tiab] OR deglutit*[tiab] OR swallow*[tiab]
#4	Search #1 and #2 or #3
#5	Search "Advanced Practice Nursing"[mh] OR "Nurse's Role"[mh] OR "Nurse Practitioners"[mh] OR "Nurse Specialists"[mh] OR "Education, Nursing"[mh]
#6	Search trained nurse*[tiab]
#7	Search speech-language*[tiab]
#8	Search #5 or #6 or #7
#9	Search endoscop*[tiab]
#10	Search #8 and #9
#11	Search "Endoscopy/nursing"[mh]
#12	Search nurse endoscopist*[tiab] OR nurse-performed endoscop*[tiab] OR non-physician endoscop*[tiab] OR endoscopy nurs*[tiab]
#13	Search #10 or #11 or #12
#14	Search #4 and #13

Embase

S1	((EMB.EXACT.EXPLODE("aspiration pneumonia") OR EMB.EXACT.EXPLODE("dysphagia")))
S2	((TI,AB((aspiration N/2 pneumonia*) OR (deglutition N/2 disorder*) OR (swallowing N/2 disorder*) OR dysphagia*)))
S3	(TI,AB(aspirat* OR residu* OR deglutit* OR swallow*))
S4	(S1 or S2 or S3)
S5	(EMB.EXACT.EXPLODE("advanced practice nursing") OR EMB.EXACT.EXPLODE("nurse practitioner") OR EMB.EXACT.EXPLODE("nursing education") OR EMB.EXACT.EXPLODE("nurse training") OR EMB.EXACT.EXPLODE("nurse specialist"))
S6	(TI,AB((trained N/2 nurse*) OR (speech P/1 language*)))
S7	(S5 or S6)
S8	TI,AB(endoscop*)
S9	(S7 and S8)
S10	(TI,AB((nurse* N/2 endoscopist*) OR ("nurse-performed" N/2 endoscop*) OR (("non-physician" OR nonphysician*) N/2 endoscop*) OR (endoscopy N/2 nurs*)))
S11	(S9 or S10)
S12	(S4 and S11)

CINAHL

S1	MH "Pneumonia, Aspiration" OR MH "Deglutition Disorders"
S2	(aspiration N2 pneumonia*) OR (deglutition N2 disorder*) OR dysphagia*
S3	aspirat* OR residu* OR deglutit* OR swallow*
S4	S1 OR S2 OR S3
S5	MH "Advanced Practice Nursing" OR MH "Nurse's Role" OR MH "Nurse Practitioners" OR MH "Nurse Specialists" OR MH "Education, Nursing"
S6	(trained N2 nurse*) OR (speech W1 language*)
S7	S5 OR S6
S8	endoscop*
S9	S7 AND S8
S10	(MH "Endoscopy+/NU")
S11	(nurse N2 endoscopist*) OR ("nurse-performed" N2 endoscop*) OR (("non-physician" OR nonphysician*) N2 endoscop*) OR (endoscopy N2 nurs*)
S12	S9 OR S10 OR S11
S13	S4 AND S12

Cochrane Library

#1	[mh "Pneumonia, Aspiration"] OR [mh "Deglutition Disorders"]
#2	((aspiration NEAR/2 pneumonia*) OR (deglutition NEAR/2 disorder*) OR dysphagia*):ti,ab,kw
#3	(aspirat* OR residu* OR deglutit* OR swallow*):ti,ab,kw
#4	#1 or #2 or #3
#5	[mh "Advanced Practice Nursing"] OR [mh "Nurse's Role"] OR [mh "Nurse Practitioners"] OR [mh "Nurse Specialists"] OR [mh "Education, Nursing"]
#6	((trained NEAR/2 nurse*) OR (speech NEXT language*)):ti,ab,kw
#7	#5 or #6
#8	endoscop*:ti,ab,kw
#9	#7 and #8
#10	[mh Endoscopy/NU]
#11	((nurse NEAR/2 endoscopist*) OR ("nurse-performed" NEAR/2 endoscop*) OR (("non-physician" OR nonphysician*) NEAR/2 endoscop*) OR (endoscopy NEAR/2 nurs*)):ti,ab,kw
#12	#9 or #10 or #11
#13	#4 and #12
#14	#4 and #12 in Cochrane Reviews, Cochrane Protocols
#15	#4 and #12 in Trials

医学中央雑誌

#1	肺炎 - 誤嚥性 /TH or 誤嚥性肺炎 /AL or 嚥下性肺炎 /AL or 吸引性肺炎 /AL
#2	@ 嚥下障害 /TH or 嚥下障害 /AL
#3	嚥下 /AL or 誤嚥 /AL
#4	#1 or #2 or #3
#5	高度専門看護実践 /TH or ナースプラクティショナー /TH or 専門看護師 /TH or 看護教育 /TH or 看護職の役割 /TH
#6	構音言語 /AL
#7	#5 or #6
#8	内視鏡 /TH or 内視鏡 /AL
#9	#7 and #8
#10	(内視鏡法 /TH) and (SH= 看護)
#11	内視鏡看護 /AL
#12	#9 or #10 or #11
#13	#4 and #12

3. 診療ガイドライン作成者の利益相反状況に関する一覧表

	氏名 （所属機関／外部評価委員は推薦学術団体）	経済的 COI	学術的 COI （アカデミック COI）
統括委員会	須釜 淳子（藤田医科大学）	なし	なし
	石橋 みゆき（千葉大学）	なし	なし
	大田 えりか（聖路加国際大学）	なし	なし
	鎌倉 やよい（日本赤十字豊田看護大学）	なし	なし
	才藤 栄一（藤田医科大学）	なし	なし
	真田 弘美（東京大学）	なし	なし
	中山 健夫（京都大学）	なし	あり 関連する診療ガイドライン作成メンバー等：日本医療機能評価機構Minds 運営委員長，日本医学会連合診療ガイドライン検討委員，日本神経学会ガイドライン統括委員，日本緩和医療学会ガイドライン統括委員，日本内視鏡外科学会ガイドライン統括委員
	野村 岳志（東京女子医科大学）	なし	なし
	山田 雅子（聖路加国際大学）	なし	なし
ガイドライン作成グループ	須釜 淳子（藤田医科大学）	なし	なし
	仲上 豪二朗（東京大学）	なし	なし
	大田 えりか（聖路加国際大学）	なし	なし
	佐藤 直子（中央パートナーズ株式会社　東京ひかりナースステーション）	なし	なし
	柴田 斉子（藤田医科大学）	なし	なし
	長谷 剛志（公立能登総合病院）	なし	なし
	深田 順子（愛知県立大学）	なし	なし
	三鬼 達人（藤田医科大学病院）	なし	なし
システマティックレビューチーム	有田 弥棋子（大阪信愛学院短期大学）	なし	なし
	浦井 珠恵（富山県立大学）	なし	なし
	大川 洋平（東北大学）	なし	なし
	北村 言（東京大学）	なし	なし
	臺 美佐子（藤田医科大学）	なし	なし
	高橋 聡明（東京大学）	なし	なし
	玉井 奈緒（東京大学）	あり 寄附講座：2019 年 4 月から現在に至る：社会連携講座（出資元：富士フイルム株式会社）所属	なし
	飛田 伊都子（滋慶医療科学大学大学院）	なし	なし
	野口 博史（大阪市立大学）	なし	なし
	松本 勝（東京大学）	あり 寄附講座：2017 年 4 月から現在に至る：社会連携講座（出資元：富士フイルム株式会社）所属	なし
	三浦 由佳（東京大学）	あり 寄附講座：2019 年 4 月から現在に至る：社会連携講座（出資元：富士フイルム株式会社）所属	なし
	向井 加奈恵（金沢大学）	なし	なし
	麦田 裕子（東京大学）	なし	なし
	吉田 美香子（東北大学）	あり 寄附講座：2018 年 4 月〜 2019 年 3 月：社会連携講座（出資元：富士フイルム株式会社）所属	なし

	氏名 （所属機関／外部評価委員は推薦学術団体）	経済的 COI	学術的 COI （アカデミック COI）
パネル委員	大田 えりか（聖路加国際大学）	なし	なし
	倉智 雅子（国際医療福祉大学）	あり その他の報酬（10万円以上）：時期（2020年12月25日）：学校法人東邦大学：意見書作成	あり 関連する診療ガイドライン作成メンバー等：耳鼻咽喉科学会：摂食嚥下診療ガイドライン2023版
	佐藤 直子（中央パートナーズ株式会社　東京ひかりナースステーション）	なし	なし
	柴田 斉子（藤田医科大学）	なし	なし
	白坂 誉子（デイサービスとらい・あす）	なし	なし
	須釜 淳子（藤田医科大学）	なし	なし
	仲上 豪二朗（東京大学）	なし	なし
	長谷 剛志（公立能登総合病院）	なし	なし
	深田 順子（愛知県立大学）	なし	なし
	三鬼 達人（藤田医科大学病院）	なし	なし
	山根 由起子（旭川医科大学）	なし	なし
協力委員	鈴木 孝明（奈良県立医科大学附属図書館）	なし	なし
外部評価委員	板垣 卓美（日本リハビリテーション看護学会）	なし	なし
	海老原 覚（日本老年医学会）	あり 講演料など（50万円以上）：2019年東和薬品	
	岡田 晋吾（日本在宅医療連合学会）	なし	なし
	武原 格（日本摂食嚥下リハビリテーション学会）	なし	なし
	田中 靖代（日本在宅看護学会）	なし	なし
	南郷 栄秀（日本コクランセンター・コクランジャパン）	なし	なし
	山田 律子（日本老年看護学会）	なし	なし
	渡辺 範雄（日本コクランセンター・コクランジャパン）	なし	なし

看護ケアのための摂食嚥下時の誤嚥・咽頭残留アセスメントに関する診療ガイドライン

2021年6月30日　発行	監修者　公益社団法人 日本看護科学学会
	編集者　看護ケア開発・標準化委員会
	発行者　小立健太
	発行所　株式会社 南江堂
	〒113-8410 東京都文京区本郷三丁目42番6号
	☎（出版）03-3811-7236　（営業）03-3811-7239
	ホームページ https://www.nankodo.co.jp/
	印刷・製本 シナノ書籍印刷
	装丁 葛巻知世（アメイジングクラウド）

Clinical practice guidelines for aspiration and pharyngeal residue assessment during eating and swallowing for nursing care: Japan edition
© Japan Academy of Nursing Science, 2021

定価は表紙に表示してあります．
落丁・乱丁の場合はお取り替えいたします．
ご意見・お問い合わせはホームページまでお寄せください．

Printed and Bound in Japan
ISBN978-4-524-23227-7